Pédopsychiatrie de secteur

État des liens

NOUVELLE REVUE DE L'ENFANCE
ET DE L'ADOLESCENCE

NUMÉRO 2

AREA, ASSOCIATION DE RECHERCHE
SUR L'ENFANCE ET L'ADOLESCENCE

Pédopsychiatrie de secteur

État des liens

L'Harmattan

Site web :
association-recherche-enfance-adolescence.org
(Projet éditorial, recommandations aux auteurs, appels à contribution)

Les propositions d'articles sont à adresser au directeur de la publication ou à l'adresse mail de la revue.

Les tapuscrits sont lus par le comité de rédaction et le comité de lecture en double aveugle. Le comité de rédaction reste seul juge de l'opportunité de la publication des textes. Il peut demander aux auteurs, en lien avec le comité de lecture, des corrections de forme ou de fond.

Les textes sont publiés sur la seule responsabilité de leurs auteurs.

5-7, rue de l'École-Polytechnique – 75005 Paris

www.editions-harmattan.fr

ISBN : 978-2-343-18949-9
EAN : 9782343189499

Nouvelle Revue de l'enfance et de l'adolescence

Portée par AREA :

Association de Recherche sur l'Enfance et l'Adolescence
Parution semestrielle

Rédaction :
AREA, 12 Villa Henry
93230 Romainville
Tél : 01 49 42 07 80
Email : arearevue@orange.fr

SOMMAIRE

VARIA

CABINET DE LECTURE.
ANALYSE DE FILMS, DE JEUX VIDÉO

ÉDITORIAL

Emmanuelle Granier

D'où venons-nous ? Où allons-nous ? Y a-t-il des possibilités de tarifs de groupe ? Woody Allen

Nuit…ciel étoilé…silence. Au jour précédent, celui déjà lointain du « numéro 1[1] », fécondé, orienté par le vent chaud de l'Est africain, succède le calme du voyage dans l'obscurité scintillante, poursuivi sans hâte.
Numéro 2 : l'écriture de la trace se poursuit, cette fois dans une temporalité qui ne pouvait s'originer de l'Un. Le « deux » invite à dépasser l'effort de l'inaugural, pour adopter le rythme de croisière tranquille du temps qui passe. Le jour, puis la nuit : alternance des ambiances inscrivant la temporalité dans le parcours pacifié de notre petite caravane.
Nuit…ciel étoilé…silence. Le mystique dirait, tel Saint Jean de la Croix : « dans une nuit obscure, par un désir d'amour tout embrasée, oh ! l'heureuse aventure ! Je sors sans être vue, ma maison étant désormais apaisée.[2] » À l'a(c)tion du départ succède la tranquillité du cheminement, tout aussi créatif. La nuit, dans sa profondeur, recèle un amour autre. Bien sûr, la citation qui précède se réfère à à

1 Nouvelle Revue de l'enfance et de l'adolescence, numéro 1, « corps de l'adolescent, corps souffrant, corps persécuteur ». L'Harmattan, 2019
2 Saint-Jean de la Croix, poésie « La nuit obscure », https://www.carmel.asso.fr/Saint-Jean-de-la-Croix-Poesies-2.htlm

l'« Encore »[3] lacanien, à son questionnement toujours renouvelé sur l'amour, en particulier mystique. Saint-Jean de la Croix, la Sainte Thérèse du Bernin, alimentent la réflexion du psychanalyste sur l'amour, l'(a)mur en fait – et pourquoi renoncerais-je aux parenthèses ??
L'(a)mur, comme l'écrit le Lacan d'Encore, vient nous parler de l'objet (a) ayant fonction d'accrocher ce sentiment au manque, mais aussi du mur qui sépare l'homme de la femme, celui du non rapport sexuel et celui du langage. Malgré ce dernier mur, l'amour dans ses différentes acceptions nous guide et nous invite à poursuivre. Amour entre personnes, amour de transfert, amour de la Lettre, au-delà ou grâce à ce mur du langage, notre projet de mettre en mots les expériences cliniques, les recherches théoriques, à propos de l'enfance et de l'adolescence, continue à tracer son chemin.
Profitons de ce « deux » pour aborder cette question de la dualité, de l'endroit et de l'envers, du pile et de la face, de l'actif et du passif, etc., couples évoluant plus ou moins en harmonie sur la piste de nos pages. Les auteurs de ce numéro s'en sont chargé, se préoccupant, pour en citer quelques-uns, des couples mères/bébés, enfants/adultes, passé/avenir.
Nuit…ciel étoilé…silence…et : « un cri dans la nuit » ? Le « pédopsychiatre tout seul, désorienté (PTSD) », se retourne : « est-ce toi, Donald, mon préféré, qui m'interpelles, pour me rassurer, m'inspirer, m'expliquer patiemment, tel un Dieu bienveillant, que Maman est là, ou sinon, tant pis, d'autres (pas) joliment nommés « substituts » ? Oui, D.W.Winnicott, le sympathique pédiatre, aux concepts apparemment simples, mais méritant cependant l'exégèse, tu nous promènes par la main dans tes espaces transitionnels, tu nous holdes, nous handles, nous

3 Encore, séminaire livre XX (1972-1973), Jacques Lacan, Seuil, Paris, 2016.

réjouis de tes squiggles et nous inspires l'espoir en l'avenir. « Un bébé tout seul, ça n'existe pas », as-tu écrit, et cela a été justement repris par Roger Teboul lors des dernières journées de l'API qui constituent le dossier de ce numéro 2 en « Un pédopsychiatre tout seul, ça n'existe pas ! ».
Tu nous arraches, envers de la médaille, à la solitude propice à la réflexion, mais aussi aux dialogues intérieurs (trop) confortables. De l'obscurité, DWW poursuit, incarnant l'Autre, sinon (mais le mysticisme nous égarerait…) l'Autre de l'Autre[4] : « tu n'es pas seul, c'est-à-dire qu'il va te falloir dialoguer, supporter le manque du mot, la méprise, le malentendu, le conflit ». Alors, dit timidement le petit pédopsychiatre, c'est pas si bien, papa Donald, « pas tout seul » ! « Les autres, ils sont là, mais c'est pire ! Ils se plaignent du manque de moyens, ils burnoutent et fauxselfent… ». « Certes, petit pédopsychiatre, mais ils innovent aussi, inventent, insistent ! » Et, surtout, ils écrivent. À deux souvent, justement, ils tentent d'articuler leurs propos dans des écrits dialectiques, comme se tenant par la main pour progresser dans l'obscurité, peut-être guidés par une étoile, celle qui mène vers la promesse d'Enfants mieux accueillis, mieux soignés.
Nuit…ciel étoilé : à eux la parole !

Emmanuelle Granier,
Psychiatre, praticien hospitalier en secteur de psychiatrie infanto juvénile, psychanalyste.

---

4 Lacan J., Le Séminaire, livre VI, Le Désir et son interprétation, texte établi par J.-A. Miller, Paris, La Martinière / Le Champ freudien éd., 2013 (absence de garantie de l'Autre)

DOSSIER

UN PÉDOPSYCHIATRE TOUT SEUL, ÇA N'EXISTE PAS !

INTRODUCTION

Virginie Cruveiller[1],
Emmanuelle Granier,
Roger Teboul[2]

Les 20 et 21 juin 2019 se sont tenues les « 34e Journées de l'API » – Association des Pédopsychiatres d'Intersecteur – à Montreuil, en Seine-Saint-Denis. Elles ont été organisées par Roger Teboul, Président sortant de l'API, dont la pensée animée, philanthrope et enthousiaste a convaincu plusieurs pédopsychiatres exerçant dans ce département de s'engager avec lui dans la préparation de ces journées scientifiques. Un collectif s'est ainsi formé autour de lui, réunissant des praticiens confrontés à des réalités communes : Noémie Amzallag, Virginie Cruveiller, Hélène Droulin, Emmanuelle Granier, Sarah Halimi, Anaelle Klein, Nicolas Leblé, Martin Ledref, Gabrielle Lesvenan, tous pédopsychiatres dans les services de psychiatrie infanto-juvénile du département. Des échanges préparatoires aux journées a émergé un thème nodal : celui du lien, des liens, qui font et fondent notre pratique au quotidien. « *Un pédopsychiatre tout seul, ça n'existe pas* » : ici comme ailleurs, l'exercice de la pédopsychiatrie passe par – et tend à entretenir – les liens inter-professionnels, au service des liens intersubjectifs et intrapsychiques. Ce second numéro de la Nouvelle Revue de l'Enfance et de l'Adolescence, coordonné par Emmanuelle Granier et Virginie Cruveiller, rassemble une partie des contributions à ces Journées. Certains sujets, cités plus loin

---

[1] Virginie Cruveiller, praticien hospitalier, pédopsychiatre, secteur d'Aulnay Sous-Bois, 93

[2] Roger Teboul, praticien hospitalier secteur 93I03

par Roger Teboul, n'apparaissent pas dans notre dossier d'articles, mais ils pourront être publiés dans la Lettre de l'API, bulletin de l'association, et/ou sur le site de l'association (http://www.api.asso.fr/), de même que, réduits ou résumés, les textes ici présentés.

Roger Teboul, praticien hospitalier engagé, à l'origine de ces journées mais aussi, avec d'autres, des premiers Etats généraux de la pédopsychiatrie (2005) et auteur de plusieurs ouvrages[3] sur l'adolescence, se joint à nous pour introduire le propos dans cet exercice liminaire d'écriture, nous lui laissons la plume :

« Les 34èmesjournées de l'API » ont eu lieu les 20 et 21 juin 2019 à Montreuil. Leur intitulé « Un pédopsychiatre tout seul, ça n'existe pas ! », sonne comme un manifeste pour la pédopsychiatrie de la Seine-Saint-Denis. Dans ce département plus qu'ailleurs, où les moyens dévolus à la pédopsychiatrie sont très insuffisants et où la situation socio-économique des populations est très défavorable, les équipes de pédopsychiatrie sont obligées de nouer des partenariats avec de nombreuses institutions et leurs interlocuteurs : les familles, l'Education nationale, les services sociaux, les foyers et maisons de quartier, les milieux associatifs, les communes, la Justice, les partenaires du sanitaire (y compris la psychiatrie générale) et du médico-social... Car ces liens interinstitutionnels sont le terreau des liens sociétaux, intersubjectifs et intrapsychiques que la pratique de la pédopsychiatrie vise à instaurer ou restaurer pour ses patients. Ils sont aussi propices à la créativité, comme en ont témoigné les différentes interventions au long de ces deux journées qui fleuraient bon un parfum militant, renforcé par le lieu où elles se sont tenues, la Maison de l'Arbre, là où

[3] Par exemple : R. Teboul : « Les pères convoqués par les fils à l'adolescence » in *De l'âge de raison à l'adolescence : quelles turbulences à découvrir*, sous la direction de C. Bergeret-Amselek, érès, 2005, p. 145-164.

Armand Gatti[4], poète et dramaturge engagé, a travaillé à la fin de sa vie et là où se trouvent encore ses archives.
Alexis Corbière, député de la circonscription de Montreuil et Bagnolet, n'a pas manqué, en ouvrant cette manifestation, de faire référence au poète disparu. Il a aussi souligné que si la pédopsychiatrie est une priorité affichée de la politique de santé, la traduction dans la réalité de cette politique n'est pas toujours très visible. Cependant, force est aussi de constater que, dans ce département où les pédopsychiatres se sont constitués en collectif depuis les années 2000, la tradition de lutte qui s'y exprime depuis décembre 2005 avec les premiers Etats Généraux de la pédopsychiatrie de Seine-Saint-Denis (qui se tiennent environ tous les 5 ans depuis cette date) a permis que l'Agence Régionale de Santé (ARS) renforce nos moyens, ce que Cédric Laperteaux, son Délégué Départemental adjoint, n'a pas manqué de rappeler, même si ce renforcement est loin d'être à la hauteur de nos attentes.
La conférence inaugurale du philosophe Bernard Stiegler a prolongé cette introduction politique par une analyse très pertinente du monde d'aujourd'hui, à partir de ses réflexions sur la communication et à partir de son expérience de « clinique contributive » dans une PMI du département autour de la question de la maîtrise des écrans par les enfants.
La table ronde suivante a permis de dresser un état des lieux de la protection de l'enfance, autant par les juges des enfants que par les travailleurs sociaux, avec les mêmes difficultés que rencontrent les services de psychiatrie infanto juvénile sur la façon de « gérer » les listes d'attente et des délais comparables de 12 à 18 mois.
La soirée débat qui a suivi, ouverte à tous et intitulée « Être un enfant autiste en Seine-Saint-Denis », a permis de donner la parole à tous nos partenaires, à commencer par les familles.

---

[4] Dante Sauveur Gatti (1924-2017), dit Armand Gatti, est un journaliste, poète, écrivain, dramaturge, metteur en scène, scénariste et réalisateur libertaire français.

Brigitte Chamak a pu montrer dans sa recherche sur les enfants autistes en Seine-Saint-Denis et dans les quartiers nord de Marseille, loin des « sunlight » des émissions télévisées, combien la situation de notre département était très délicate, nécessitant une cohésion dans les interventions, de l'audace et de l'innovation. Le documentaire « On devrait en faire un film » d'Olivier Nakache et Eric Toledano sur l'association *le Silence des Justes* basée à Saint-Denis (qui a servi de trame à leur prochain long métrage « Hors norme ») a montré, avec délicatesse et sensibilité, combien des initiatives de cet ordre peuvent s'avérer utiles lorsqu'elles sont articulées aux soins que nous dispensons au quotidien auprès de cette population.
Les sujets des quatre conférences du lendemain matin, à plusieurs voix avec nos partenaires, ont été dans le droit fil de la veille, mêlant innovations et problématiques spécifiques du département de la Seine-Saint-Denis :

- « Mineurs de retour de zone d'opérations de groupements terroristes, enjeux cliniques et liens interinstitutionnels »
- « Protocole partenarial expérimental de prise en charge des enfants témoins de féminicide »
- « Nouvelles figures de la migration féminine »
- « Quand la créativité s'autorise à décloisonner les institutions au service d'une santé mentale inclusive »

C'est aussi cette volonté de co-construction qui a présidé à la tenue des huit ateliers de l'après-midi, avec les questions psychopathologiques que pose la surexposition aux écrans, les liens entre psychiatrie générale et pédopsychiatrie au moment de l'adolescence afin d'éviter les ruptures de parcours, le travail du pédopsychiatre auprès des mineurs incarcérés, le travail avec les familles, l'inclusion scolaire des enfants autistes, les alternatives au placement ou les placements alternatifs, les approches transculturelles de l'autisme et un atelier jeu de rôles sur le thème des journées.

Les jeunes pédopsychiatres membres du Comité d'Organisation ont visiblement pris goût à cet exercice et ont proposé, pour animer le débat et poursuivre le combat, d'organiser en 2020 de nouveaux Etats généraux de la pédopsychiatrie de la Seine-Saint-Denis. Réjouissons-nous ! »

Quant à nous, organisatrices de ce dossier, nous ne pouvons, à la suite de notre toujours stimulant collègue, qu'espérer que cette lecture, que vous soyez psychiatre ou non, résidant en banlieue ou non, aura le bonheur de vous intéresser.

LA PÉDOPSYCHIATRIE
FACE AUX MAUX DU SIÈCLE

Le pédopsychiatre et la toxicité de l'omniprésence des écrans

Marie-Claude Bossière [5]

Partons du thème d'un colloque récent de pédopsychiatrie : « Un pédopsychiatre tout seul, ça n'existe pas », qui renvoie entre autres à la question des relations avec les autres institutions, et en premier lieu la famille, mais aussi à celle-ci : qu'est-ce qui fait lien entre les pédopsychiatres ? Le savoir, le soin aux enfants, les institutions… J'insisterai ici sur notre savoir commun, notre culture, notre mémoire. Conscient, inconscient, inconscient collectif, pour la psychanalyse, ou rétentions primaires, secondaires et tertiaires au sens de Bernard Stiegler (Stiegler B., 2016), ou encore comportement automatique, comportement machinal et comportement lucide de Leroi-Gourhan (1964), tous ces modèles introduisent la question de la mémoire collective dans la spécificité de l'humain.

Sur quels savoirs fondamentaux et quelle mémoire les pédopsychiatres s'accordent-ils en ce qui concerne le développement du bébé ? Winnicott semble être un des théoriciens sur lequel nous nous accordons tous. Nous allons d'abord revisiter rapidement certains concepts, et envisager la façon dont l'existence même des technologies numériques interfère sur ces fondamentaux du développement psychoaffectif. Reprenons quelques thèmes bien connus :

[5] Marie-Claude Bossière, pédopsychiatre, psychiatre à la Maison Des Femmes, Saint-Denis (93), associée à l'IRI (Institut de Recherche et d'Innovation) 75004 paris, mc_bossiere@hotmail.fr

Un bébé seul, ça n'existe pas : *« Si vous voulez décrire un bébé vous vous apercevrez que vous décrivez un bébé* ***et*** *quelqu'un d'autre. Un bébé ne peut pas exister tout seul, il fait essentiellement partie d'une relation. »* (Winnicott D.W., 1980.)
Mais aussi (Winnicott D.W., 1970) : *« lors des premiers stades du développement émotionnel, l'environnement, que le petit enfant ne sépare pas encore de lui-même, joue un rôle essentiel... Si l'on tente d'énoncer (...) ce qu'est la fonction de l'environnement, on peut brièvement poser qu'elle implique : 1. Holding ; 2. Handling ; 3. Object presenting. ».*
Citons un autre concept winnicottien : la relation à la mère suffisamment bonne (*good enough*). Il renvoie à l'attitude d'une mère qui autorise son enfant à évoluer depuis l'état de toute-puissance initial (qui s'accompagne de l'illusion que sa mère — ou l'objet maternel — est totalement dépendante de lui) vers un état où il peut investir une certaine autonomie. Ce concept est universellement utilisé par les pédopsychiatres.
Les pédopsychiatres s'accordent également pour évaluer la survenue chez les jeunes accouchées d'une préoccupation maternelle primaire : « cet état psychiatrique très particulier de la mère… (Qui serait une maladie, n'était la grossesse)… (Qui) permet de s'adapter aux tous premiers besoins du petit enfant… et aux mères d'être uniquement préoccupées par leur enfant, à l'exclusion de tout autre intérêt » (Winnicott, 1980), ce qui, seul, va permettre au bébé de développer « son sentiment continu d'exister » ; ces conditions environnementales vont permettre le développement du self et de la conscience de soi, puis des phénomènes transitionnels, base de créativité et des processus culturels.
Citons encore cette théorisation du visage de la mère comme miroir : *« que voit le bébé quand il tourne son regard vers le visage de la mère ? Généralement, ce qu'il voit, c'est lui-même. En d'autres termes, la mère regarde le bébé et ce que*

son visage exprime est en relation directe avec ce qu'elle voit ».
L'importance dans la reconnaissance et l'adoption de la mère par l'enfant et de l'enfant par la mère repose essentiellement sur cette qualité incroyable d'échange par le regard, dès les premières heures. Certes, chez le bébé, la vision est peu efficiente, mais les neurosciences nous apprennent qu'il existe une amygdale qui assure la vision les premières semaines, voie « réflexe » qui joue un rôle déterminant dans l'orientation du regard vers celui d'autrui (Marendaz C., 2009). Le bébé apprend à regarder le regard d'autrui, puis son visage, et les expressions faciales, ce qui vient conforter les apports de la théorie winnicottienne.
On voit donc Winnicott, sur un plan théorique, préciser, affiner les caractéristiques de ce qu'il appelle « l'environnement », de ce qui le rend convenablement bon ou non, ainsi que les conséquences de telle ou telle de ses faillites, c'est-à-dire lorsqu'il n'a pas été convenablement bon du point de vue de l'enfant. Il va également décrire l'ensemble des processus à l'œuvre dans le développement de l'enfant qui l'amènent progressivement vers l'état d'une personne indépendante ayant le sentiment d'être réelle et « *… que la vie vaut la peine d'être vécue* ». Parmi ses importantes contributions à la théorie, on peut souligner le dégagement des phénomènes transitionnels, à l'origine de l'espace potentiel, lieu de la créativité et de l'expérience culturelle, c'est-à-dire en fin de compte, le lieu qui signe l'humanité de l'humain. Personne en pédopsychiatrie ne renierait Winnicott !

Abordons maintenant un autre concept, non winnicottien, celui-là : la synchronisation des interactions.
Cette synchronisation est à la fois mimique, prosodique, tonique et gestuelle, réalisant ce que D. Stern (1989) a décrit sous le terme d'« accordage affectif ». Ces premières expériences sont basées sur l'adéquation de la mère au bébé, avec une harmonie quasi parfaite entre messages de l'un et

réponse de l'autre, une synchronie dont le bébé serait le « chef d'orchestre » selon Daniel Stern. Personne parmi les pédopsychiatres ne renierait les travaux et écrits de Daniel Stern.
La multimodalité sensorielle : le bébé apprend dès la naissance à regarder le regard d'autrui, puis son visage, et les expressions faciales. Les compétences sont vite renforcées par la coordination intersensorielle : le bébé n'est plus seulement sensible au visage, mais aussi à la voix et à sa modulation, en fonction de son contenu émotionnel. S'y associent les expériences sensori-motrices issues du portage de la mère à l'occasion de ces échanges relationnels. Il apprend donc à associer une expression faciale à une expression vocale particulière, ce qui va renforcer ses compétences pour comprendre les messages émotionnels émis par autrui.
Dans le champ de la psychologie cognitive et des neurosciences, de nombreuses recherches ont mis en évidence le rôle des traitements multimodaux des fonctions cognitives. Les informations de l'environnement sont en effet par essence multimodales : vision, audition, olfaction, toucher. L'intégration multimodale, la capacité à élaborer des représentations cohérentes à partir de plusieurs modalités sensorielles, est à la base de l'émergence des connaissances. Quelle que soit l'information traitée, plusieurs aires sensorielles ou motrices sont sollicitées. Au regard de ce modèle, on peut mieux cerner le phénomène tant connu et expérimenté par tout un chacun de la « madeleine de Proust » : une simple odeur pouvant faire remonter une émotion puis un souvenir précis et même une sensation dans le corps ! L'expérimentation sensori-motrice, l'expérimentation du corps propre, de la relation, puis du monde extérieur telle que décrite par A. Bullinger (2007)2828, est pour nous indiscutablement nécessaire au bon développement de l'enfant.

Effets des technologies numériques sur l'interaction parent-enfant et le développement du nourrisson

Imaginons maintenant une mère ou un père sur son smartphone : on insistera ici sur les parents et les enfants de moins de trois ans, « délaissant » volontairement les six à onze ans, et les adolescents, sur lesquels se focalise généralement l'inquiétude liée à l'excès de consommation numérique alors que de notre point de vue, le plus complexe se trouve ailleurs, et plus précocement. Addiction chez les garçons et leurs jeux vidéo, addiction chez les ados : il semble qu'il n'y ait pas trop de difficultés à envisager ces addictions-là. Pourquoi l'addiction pourrait-elle être à l'œuvre chez les adolescents, mais pas chez les adultes ? Les mécanismes addictogènes pourraient donc être actifs dans certaines tranches d'âge en ignorant les autres ?

Revenons à nos savoirs sur le développement et envisageons maintenant quelle place prennent les écrans.

- Le visage de la mère peut-il remplir sa fonction s'il est capté par un écran et réactif à des messages ou stimulations qui ne viennent pas du bébé, mais d'une source extérieure à la dyade : un bébé nourri soit au sein, soit au biberon, dont la mère regarde simultanément un écran, rencontrera-t-il un miroir de lui-même ? Considérons donc comme D.W.Winnicott « *le cas du bébé dont la mère ne reflète que sa propre humeur ou pire encore, la rigidité de ses propres défenses* » (on peut aussi imaginer ses émotions devant des messages ou images reçus par elle) : que se passe-t-il alors pour ces bébés ? « *Ils regardent, mais ils ne se voient pas eux-mêmes.* » Une première conséquence en est que « *leur propre capacité créative commence à s'atrophier et d'une manière ou d'une autre, ils cherchent d'autres moyens d'obtenir de l'environnement quelque chose d'eux-mêmes en retour* ». On peut alors en rapprocher la recherche de stimulations des enfants victimes de déprivation d'interaction.

- La mère suffisamment bonne est d'abord une mère totalement dévouée à son bébé, le confortant ainsi dans le tout début de sa vie dans une illusion de toute puissance, absolument nécessaire pour développer sa créativité et la sensation d'un sein trouvé-créé, ni moi, ni non-moi. Antérieurement à la première relation à l'objet, nous nous trouvons en présence de « a nursing couple », *« un couple nourrice-nourrisson ». « Là où nous avons cru voir un infans [...], nous aurions dû voir un environnement [...] masquant en fait dans son sein un individu en puissance »,* ce qui pour Winnicott fonde le narcissisme primaire. Une mère occupée par son smartphone ou le regard perdu sur la TV en arrière-plan, se soignant de sa dépression et de son isolement de cette façon, donnera-t-elle l'illusion à son bébé qu'elle est toute dévouée à lui ? Un bébé joue avec le doigt de sa mère, le goûte, sent sa température, la mère émet un commentaire vocalisé chantant qui donne un sens à cette expérience multisensorielle : que se passe-t-il si, répétitivement, la mère, perdue dans son écran, ne réagit pas ?

Plus tard, un enfant manipule un jouet : il a un poids, un goût, une odeur, il mobilise des sensations proprioceptives, il tombe, le bébé sollicite sa mère pour le récupérer : on peut bien imaginer toute la perte d'expériences que constitue l'omniprésence d'un écran, qui apporte des stimulations exclusivement visuelles et sonores, et prive le nourrisson des autres possibilités de connaissance.

- Et adieu les connexions synaptiques liées aux expériences riches et imprévisibles issues de l'environnement réel, et à la découverte, qui sont les expériences à la base de la singularité ! Vivent donc des individus limités, robotisés et hyper synchrones… non plus avec l'adulte, mais avec le logiciel !

Replacer nos fondamentaux au premier plan permet de percevoir en contrechamp l'évidence des interférences suscitées par l'apparition des technologies numériques dans la vie quotidienne. Les écrans ont bien sûr de multiples aspects positifs, personne ne peut le nier, mais leur aspect potentiellement toxique ne devrait pas non plus être nié.
Par ailleurs, il convient d'insister sur le fait que la toxicité des écrans, c'est **d'abord** celle installée par les écrans à l'intérieur même de l'interaction. **Puis** celle qui s'installe entre le bébé et l'écran dès que celui-ci a été donné par son parent, et ça peut être très tôt, comme on le voit en maternité. Exposons une observation en service de maternité : une toute jeune accouchée, son bébé dans les bras, se trouve en difficulté dans l'allaitement ; elle prend son smartphone, capte le regard de son bébé avec cet objet, et dirige ainsi la bouche de son bébé vers son sein : peut-on penser que cette confusion bouche-sein-œil-écran n'aura aucune incidence ?
On peut s'étonner que la toxicité des écrans soit déniée par certains pédopsychiatres, alors que celle-ci paraît paradoxalement évidente chez les professionnels de la petite enfance, PMI, crèches et écoles maternelles.

Malgré tout, s'il y a accord sur la toxicité pour le jeune enfant, il y a souvent une irritation perceptible chez les adultes, et nous avons à nous interroger sur l'existence d'autant de difficultés à accepter cette idée de toxicité : cela n'a-t-il pas à voir avec une forme de déni de l'addiction de chacun, et la honte qui s'y rattache ? Rappelons-nous : dans les années 70-80, les fumeurs trouvaient leur addiction pas si dangereuse que ça, considéraient les non-fumeurs comme des empêcheurs de tourner en rond voulant limiter leur jouissance, jusqu'à ce qu'une loi impose dans chaque lieu de travail un local non-fumeur ; depuis, il semble que la situation se soit considérablement inversée… mais pas pour les écrans, pourtant hyperprésents dans la vie quotidienne. De

même, les alcooliques n'ont pas une notion objective de leur consommation et ont des difficultés à reconnaître leur addiction, mais dans ce cas, l'ancienneté de cette pathologie fait que la notion d'addiction est bien reconnue.
Il n'est pas inutile de rappeler cette notion d'addiction ; d'une part parce que l'OMS vient en mai 2019 d'inscrire dans son projet de CIM-11 l'addiction aux jeux vidéo comme une maladie, au grand dam des industries du numérique, et rappelle pour le numérique qu'il s'agit de l'addiction du vingt et unième siècle. D'autre part, rappelons ce qui s'est passé pour la cigarette : les industries du tabac ont longtemps fait porter la responsabilité de la morbidité sur l'individu, en déniant l'incorporation volontaire et stratégique de composantes addictives dans les cigarettes, jusqu'à ce que la justice aux USA donne gain de cause aux victimes. Ici aussi, certains disent (en référence à l'appel des trois académies, Médecine, Sciences et Technologies d'avril 2019) : si les enfants sont surexposés, c'est de la responsabilité des parents, ou de ces familles à faible revenu et faible éducation et certains préfèrent alors parler de carence ? Mais quelle est la responsabilité de l'individu face à des GAFAM dont l'objectif commercial repose clairement sur le développement et le renforcement des mécanismes addictifs dans les algorithmes, ce que dénoncent d'ailleurs « les repentis de la Silicon Valley » ? Rappelons que les dirigeants de Facebook et Google refusent que les écrans entrent dans leur domicile et scolarisent leurs enfants dans des écoles non connectées : étrange ?!!
Enfin, par rapport à l'addiction, que chacun se pose cette question : dès quelle heure me suis-je connecté ce matin ? Combien de fois est-ce que je vais toucher mon smartphone dans la journée ? Quel est l'effet sur les communications intrafamiliales ? Et quel effet sur nos savoir-faire ?
Il est commode de penser que l'addiction, c'est chez les autres ; et en particulier, les pauvres, les démunis, les non informés. Le rapport des trois académies d'avril 2019 met

l'accent ainsi sur la responsabilité individuelle des familles qui proposeraient trop d'écrans à leurs enfants. Faisons le parallèle avec la tuberculose : cette maladie se développe sur un terrain de pauvreté et malnutrition ; pourtant la médecine reconnaît la tuberculose et soigne ceux qui en sont atteints sans culpabilisation. Pourquoi alors stigmatiser et culpabiliser les parents des enfants surexposés ?

Réticence de certains pédopsychiatres

Certains pédopsychiatres ont une réticence à ouvrir leur champ de réflexion à ce que les technologies changent fondamentalement à l'environnement des enfants. Certains ont en effet soutenu que ce n'est pas si grave, que les informations sur les effets des écrans sont ce qu'on appelle des « fake news », slogan moderne peut-être, mais pas très scientifique ; *« avant, on laissait bien les enfants devant les fenêtres »*, a-t-on lu aussi ! Il est regrettable que l'expérience clinique et les observations des cliniciens de terrain soient balayées ainsi d'un revers de main.

Plus sérieusement, il me semble que dénier la toxicité des écrans, c'est :

- dénier notre savoir ;
- dénier la place de l'environnement dans le développement de l'enfant. Et pourtant, la place de l'environnement nous est chère. De plus, elle est confortée actuellement par les apports de l'épigénétique et des neurosciences. Les caractéristiques de l'environnement ont des conséquences psychologiques, mais aussi biologiques et anatomiques. Rappelons que la déprivation des orphelins roumains conduisait à des troubles du comportement souvent similaires aux troubles autistiques, et que la plupart des enfants présentaient aussi une atrophie fronto-limbique, parce qu'ils avaient été abandonnés. Placés en famille d'accueil, on observait au bout d'un an une récupération cérébrale. Comment penser aujourd'hui qu'il n'y ait pas de répercussions sur le cerveau des enfants de

l'indisponibilité énorme de leurs parents et de leur exposition massive aux écrans ?

- Nous faisons aussi la place au transgénérationnel, au transculturel : pourquoi alors parfois cette difficulté à élargir l'environnement dans son aspect sociétal et technologique ? La société dans laquelle nous vivons a subi des changements radicaux extrêmement rapides. De la fin du dix-neuvième siècle, la fin du vingtième, il y a tout un monde, une évolution considérable du poids de la famille ; nous avons assisté au remplacement de l'omniprésence de la névrose par d'autres catégories nosographiques. L'arrivée récente et massive des technologies numériques a aussi modifié considérablement notre environnement, et nous avons à en penser les effets sur la pathologie.

Par ailleurs, le début du vingt et unième siècle a confronté la pédopsychiatrie à des attaques successives, violentes, répétées, de ses valeurs : attaque contre le soin dans sa nécessaire singularité, attaques contre la psychanalyse et le packing. La pédopsychiatrie traverse le terrain miné de l'autisme et les politiques dites libérales… tout cela a aussi des effets, et provoque peut-être une tentation de repli vers un terrain exclusivement familial. Notre famille ? La violence des attaques de certains parents d'enfants autistes fait sans doute qu'il est difficile d'affirmer une ressemblance clinique entre surexposition aux écrans et autisme, comme si repérer cliniquement une ressemblance constituait d'emblée une étiologie !

- La pédopsychiatrie est fragilisée par son petit nombre décroissant de cliniciens, par l'âge moyen des pédopsychiatres (62 ans), par les attaques contre la singularité de ce qui fait la rencontre en pédopsychiatrie, que viennent renforcer encore les directives pour des protocoles pour les enfants « DYS », TSA… Nous pouvons alors avoir bien du mal à nous projeter dans un rêve constructif. Peut-être cela explique-t-il un recours au repli, ce en quoi nous serions tout à fait en phase avec un monde paradoxalement globalisé et rétréci...

- Quel pourrait alors être ce rêve ? Résister au rétrécissement et aux contraintes et continuer de construire du nouveau, manœuvres anti-entropiques de Bernard Stiegler : par exemple, construire une nouvelle nosographie en relation avec les changements sociaux, les modifications des rapports générationnels, de la transmission et du développement de l'empathie, avec la généralisation des faux selfs (comme l'écrit notre collègue Pierre Delion (Delion P., 2018). Comme si l'hégémonie du DSM, puis l'extension des TSA, des DYS, incapacitant nos savoir-faire à la française, nous avait confinés dans une position de repli et non d'ouverture ; le repli est parfois nécessaire et thérapeutique, mais si possible pas trop longtemps, car on sait que l'immobilisme entropique conduit à la mort.

Il y a dans la pratique pédopsychiatrique une dimension fondamentale d'observation, et les effets de la surexposition aux écrans sous leur aspect maximal que beaucoup d'entre nous rencontrent dans leur clinique ont été décrits sous le nom de syndrome ÉPÉE, *Exposition Précoce et Excessive aux Écrans,* par Daniel Marcelli en mai 2018 et plus précisément dans un article paru chez Enfances et Psy en décembre 2018, par D. Marcelli, M. C. Bossière et A.L. Ducanda.

Ce syndrome associe :
– 1/un retard de communication et de langage qui devient patent vers 18/30 mois, souvent après un développement normal des premiers mois, mais qui est souvent précédé d'une réduction du nombre de mots prononcés, de l'apparition d'un pseudo-langage (répétition en écho de mots anglais, de chiffres, de couleurs...) avec une prosodie

particulière, mécanique, mimétique de la prosodie des logiciels ;
– 2/un centrage d'intérêt de plus en plus exclusif à la maison sur les écrans ;
– 3/en dehors des écrans, une absence de recherche d'interaction avec le parent, contrairement à ce qui est habituel à cet âge, ce désintérêt pouvant aller jusqu'à un refus de la relation avec détournement du visage ;
– 4/une absence d'intérêt pour les jeux correspondant à l'âge, en particulier les jeux de construction ou de « faire semblant » ;
– 5/des activités spontanées pauvres et répétitives : alignement de petites voitures, objets passés devant les yeux ;
– 6/pour les plus âgés, une difficulté de contact avec les autres enfants ;
– 7/des comportements d'allure agressive : objets, jouets jetés à travers la pièce, feuilles déchirées ;
– 8/une agitation et une instabilité d'attention constante ;
– 9/une maladresse dans l'exploration fine, dans les jeux d'encastrement, les puzzles, devenant évidente vers 18/20 mois.
–10/des caractéristiques psychomotrices : structuration corporelle davantage en deux dimensions, difficultés d'accès à la troisième dimension, la profondeur et l'attente.

Vignette clinique

Eddy, trois ans et demi : début de l'exposition dès la naissance, arrêt à trois ans.

La mère annonce d'emblée, lors de la première séance d'observation au CMP, qu'elle a placé son fils en permanence devant les écrans, ce dont elle se sent très coupable.

Il est orienté au CMP par le médecin scolaire pour retard de langage et absence d'accrochage par le regard. Il est suivi depuis peu en orthophonie et en psycho-motricité. Il aime aller à l'école et être avec les autres, mais il ne suit pas les

consignes. La mère est très inquiète, tout le monde autour d'elle pense qu'il est autiste.
En groupe d'observation au CMP, on note qu'il est présent dans la relation. Il écoute les autres, adultes et enfants. Mais il est agité, montre beaucoup de rivalité avec ses pairs, crie, occupe l'espace sonore. Le retard de langage est important, mais il sait dire les noms des lettres, des formes, des couleurs, certains animaux, fruits et légumes en français et en anglais, toujours avec cette prosodie mécanique. Il ne fait pas de phrase, ne répond pas toujours à l'appel de son nom.
La mère a arrêté radicalement l'exposition aux écrans (à trois ans). Elle constate une évolution très positive en quelques mois : l'attention d'Eddy est meilleure, il est plus calme, fait depuis peu des câlins à sa mère. En quelques séances de groupe au CMP, nous constatons aussi une évolution très rapide et positive : son regard se fait très présent, Eddy est plus attentif, reproduit avec plaisir les exercices de ses séances de psychomotricité, imite les autres, son regard peut être très appuyé. L'hypothèse d'un syndrome ÉPÉE est probable !
Parmi les éléments du diagnostic, on retiendra :
– 1/l'évaluation minutieuse du temps que le tout-petit passe devant les divers écrans (à la maison, mais aussi dans la voiture, les magasins, les moments d'attente, lors des repas, de la mise au lit, etc.) chez lui ou dans ses autres lieux de vie. L'âge au début de l'exposition doit être précisé, ainsi que le temps global passé chaque jour devant les différents écrans sans oublier ceux qui sont utilisés et prêtés par les frères ou sœurs. C'est aujourd'hui une *nécessité clinique* incontournable et *préalable* à toute autre hypothèse diagnostique ;
– 2/les enfants atteints de ce syndrome ÉPÉE majoritairement ne détournent pas les yeux, regardent l'adulte (s'il insiste) en restant sensibles à la relation, du moins pour les plus jeunes (entre 6/8 mois et 16/18 mois),

car, avec l'âge et la durée d'exposition, le refus de contact peut devenir plus manifeste ;
– 3/le repérage minutieux des régressions observées (qualité interactive, intérêt pour autrui, sourire, gazouillis, attention partagée et premiers mots, etc.) ;
– 4/enfin la suppression totale des écrans, après une période difficile de protestation active de l'enfant pouvant durer de un à quinze jours chez les plus âgés (protestations intenses, pleurs, hurlements, comportements d'allure autoagressive : se tape la tête contre le sol, le mur, ou avec la tablette éteinte), s'accompagne d'une amélioration comportementale : meilleur contact, visage plus expressif et souriant, recherche de câlins, plaisir aux jeux relationnels et redécouverte des divers jouets de façon conforme à l'âge (cube, personnage, jeux de faire semblant), reprise de la communication langagière, etc. Cette amélioration est d'autant plus rapide et complète que la suppression de l'exposition excessive intervient tôt, avant 2 ans-2 ans1/2. Au-delà, plus la suppression des écrans survient tardivement, plus l'amélioration peut être lente et incomplète. Dans quelques cas, le diagnostic différentiel d'avec l'autisme peut être délicat…

En conclusion, il semblait intéressant de nous proposer un pas de côté, de nous positionner obstinément sur le terrain de la clinique et de l'affirmation de nos savoirs, face à la stratégie hégémonique du DSM et au totalitarisme ambiant du côté de l'autisme ; de laisser dans la clinique une place aux effets positifs et négatifs de l'environnement technologique, c'est-à-dire à son aspect pharmacologique au sens du *pharmakon* grec, qui est à la fois le remède et le poison. Concrètement, nous avons à installer dans nos consultations un nouveau dispositif sous la forme de questions concrètes et objectives de la place des écrans (télévisions, ordinateurs, smartphones, tablettes) dans la vie quotidienne, permettant d'évaluer leur immixtion dans la relation parent-enfant, dont on a pu voir comment ils viennent contrecarrer les besoins de l'enfant au vu de tous nos savoirs.

Bibliographie

Bossière M.C. (2017), « Nos enfants méritent mieux que ça », lettre de l'École des Parents et Éducateurs, p 39-41,

Bullinger A. (2007), Le développement sensori-moteur de l'enfant et ses avatars. Un parcours de recherche, Toulouse, ÈRES

Delion P. (2018), La république des faux selfs, Paris, Éditions D'Une

Leroi-Gourhan A., (1965), Le geste et la parole, t2, La mémoire et les rythmes, Paris, Albin Michel

Marcelli D., Bossière M.C., Ducanda A.L. (2018), « Plaidoyer pour un nouveau syndrome "Exposition Précoce et Excessive aux Écrans" (ÉPÉE), Toulouse, Enfances et Psy, 79, p 142-160

Marendaz C. (2009), "Du regard à l'émotion : la vision, le cerveau, l'affectif", Les essais du Pommier

Stern D. (1997), La constellation maternelle, Calmann Levy

Stiegler B. (2008), Prendre soin — De la jeunesse et des générations, Flammarion

Stiegler B. (2016), Dans la disruption : Comment ne pas devenir fou ? Paris, Les Liens qui Libèrent

Winnicott D. W. (1980), De la pédiatrie à la psychanalyse, Paris, Payot

Mineurs incarcérés

Pédopsychiatrie en milieu pénitentiaire : un contexte spécifique pour une clinique particulière ?

Dr Aurélien VARNOUX [6], Dr Guillaume MONOD [7]

Introduction

Les conditions d'exercice de la médecine en milieu pénitentiaire sont-elles réunies pour revendiquer d'y pratiquer la pédopsychiatrie ? De la pédopsychiatrie de consultation libérale à la psychothérapie institutionnelle : l'exercice peut prendre plusieurs formes. Ajoutons que le partenariat est aussi une variable importante dans les pratiques. Winnicott expliquait qu'un « bébé tout seul, ça n'existe pas ! », cela se décline aussi pour toute la période de l'enfance puis l'adolescence. Les processus d'attachement se font et se défont pour développer un être singulier et autonome. L'exercice pédopsychiatrique invite donc à prendre en considération chacun de ceux qui gravitent autour des enfants : sa famille, le milieu scolaire, les amis, les services de protection de l'enfance… Mais le partenaire est aussi celui qui nous permet de travailler avec et pour l'enfant, qui nous offre les conditions pour ce travail thérapeutique qui vise la subjectivation, l'autonomisation.

---

[6] Psychiatre de l'enfant et de l'adolescent, Unité sanitaire en milieu pénitentiaire à la Maison d'arrêt de Villepinte (93), CHI Robert Ballanger, Aulnay-sous-bois (93). Direction Interrégionale de la Protection Judiciaire de la Jeunesse d'Ile de France- Outre-Mer

[7] Psychiatre de l'enfant et de l'adolescent, Unité sanitaire en milieu pénitentiaire à la Maison d'arrêt de Villepinte (93), CHI Robert Ballanger, Aulnay-sous-bois (93)

De l'enfance en danger à l'enfance délinquante, la psychopathologie du lien est régulièrement questionnée. Aux ressources habituelles en assistance éducative, s'associe parmi les réponses pénales données aux adolescents « délinquants » la détention. Nous reviendrons sur l'histoire tourmentée de l'enfance irrégulière, amenant à préciser les statistiques de la justice des mineurs aujourd'hui.
Comment s'organise le travail pédopsychiatrique en milieu pénitentiaire ? Quelles spécificités note-t-on au sujet du travail partenarial, notamment avec la Protection Judiciaire de la Jeunesse ? Le pédopsychiatre se trouve pris dans une double injonction : appréhender ces mineurs délinquants incarcérés comme ceux que l'on reçoit en consultation ambulatoire, alors même que les conditions de la venue des mineurs et l'exercice en unité sanitaire en milieu pénitentiaire (USMP) diffèrent.
Enfin, la sémiologie est-elle aussi paramétrée par la détention, conditionnée par le cadre contenant ? Les mineurs rencontrés sont-ils fondamentalement différents, ou est-ce notre regard de clinicien qui change ? L'exercice médical se déploie dans un milieu privatif de liberté, certes, mais pas nécessairement privatif de droits ! Donc, rares sont les mineurs qui viennent contraints au rendez-vous en USMP, alors même qu'ils ne se rendraient probablement pas au CMP ! Ces rencontres parfois étonnantes obligent à se demander si le cadre de la détention peut s'envisager comme allié, « offrant » à chaque détenu l'occasion d'interroger une symptomatologie qui renvoie régulièrement à une pathologie du lien et intersubjective, première étape d'un travail psychothérapique.

Parcours chaotique avant la prison, ultime étape ?

Une histoire mouvementée

La France, par les voix de ses juges des enfants et de la Protection Judiciaire de la Jeunesse, son administration chargée organiser la réponse pénale pour les mineurs, répète

depuis l'ordonnance de 1945 que l'éducation doit prendre le pas sur la répression ou les mesures coercitives.
Il aura pourtant fallu attendre plus d'un siècle et demi pour qu'un texte donne un cadre à la réponse pénale pour les mineurs. En effet, on trouve des traces de la notion d'« excuse de minorité » dans les cahiers de doléances rédigés en vue des États généraux de 1789, l'intuition populaire amenant la question clinique complexe du « discernement ». Alors, dans le Code pénal de 1810, à l'article 66, Napoléon s'en saisit pour offrir aux magistrats la possibilité de réduire par deux la peine d'un mineur de 13 à 16 ans. Malheureusement, la réflexion était cliniquement réduite par la faiblesse des dispositifs de réponse pénale : les « discernant », considérés responsables de leurs actes, étaient placés en « maison d'éducation correctionnelle », mais les « non discernant », souvent de pauvres vagabonds, étaient orientés vers des lieux d'enfermement !
Puis un siècle se déroula, profondément marqué par les réponses répressives, l'Administration pénitentiaire étant par ailleurs sous la responsabilité du ministère de l'Intérieur jusqu'en 1911, date à laquelle elle rallie le ministère de la Justice. Le 19e siècle n'est pas, pour les mineurs non plus, marqué par de grandes avancées en matière de réhabilitation, malgré les ébauches de réflexion sur la remédiation par le travail dans les colonies agricoles. Rappelons tout de même la loi du 16 juin 1881 rendant la scolarité publique, gratuite et laïque. Les tribunaux pour enfants sont créés en 1912, sans qu'il y ait d'arsenal judiciaire ou de dispositif innovant. Il faudra attendre la fin des années 1930 pour que les révoltes dans les « bagnes d'enfants » accélèrent la réflexion. En 1933, le pré projet de loi du député Campinchi (Allaix, 1998) sera avorté, car les préoccupations de l'État se tournaient alors vers la Seconde Guerre mondiale. Ce texte fera pourtant le socle de l'ordonnance de 1945. En 1946, le ministère de la Justice crée une administration dédiée aux mineurs :

l'Éducation Surveillée, qui deviendra en 1989 la Protection Judiciaire de la Jeunesse.

Qui est en charge des mineurs détenus ?

La direction de la Protection Judiciaire de la Jeunesse « *est chargée dans le cadre de la compétence du ministère de la justice, de l'ensemble des questions intéressant la justice des mineurs et de la concertation entre les institutions intervenant à ce titre* » (Décret du 9 juillet 2008).

Elle s'appuie sur les principes de justice spécialisée, publicité restreinte, excuse de minorité et exceptionnalité de l'incarcération. La PJJ propose aujourd'hui quatre dispositifs : milieu ouvert, unité d'activité de jour, lieux de placement, détention (dont EPM[8]).

D'autres partenaires se mobilisent autour d'un mineur détenu :

- l'Administration Pénitentiaire, entité du ministère de la Justice à qui incombe la mise en œuvre des réponses pénales pour les citoyens majeurs, mais aussi l'organisation et la sécurité du système carcéral. Ainsi, un mineur détenu « rencontre » les agents pénitentiaires lorsqu'ils sont en détention, mais pas les Conseillers d'Insertion et de Probation. L'impact sur l'exercice médical n'est pas neutre : si les patients détenus sont libres de consulter ou non, ils ne sont pas pour autant libres de leurs mouvements. Les majeurs sont encellulés vingt-deux heures sur vingt-quatre, alors que les mineurs bénéficient de nombreuses activités éducatives selon les principes de l'ordonnance de 1945.
- L'Éducation nationale. Le droit commun, à savoir la scolarité obligatoire jusqu'à 16 ans, s'applique en milieu pénitentiaire. Les missions d'enseignement sont assurées par des professeurs de l'Éducation

[8] Établissements Pénitentiaires pour Mineurs créés en 2002.

nationale. Au sein des Établissements Pénitentiaires pour Mineurs, il s'agit même administrativement d'un établissement scolaire.

- Les partenaires de la prévention, souvent mobilisés dans le cadre d'actions initiées par la PJJ : Croix Rouge, Association « Je.Tu.Il », CRIPS[9]…

Enfin, l'accès aux soins reste un droit même en détention, même si l'aménagement des lieux de soins en secteur pénitentiaire fût laborieux :

- 1986 : création des Services médico-psychologiques régionaux (SMPR), véritables secteurs de psychiatrie pour " personne sous main de Justice" ;
- 1994 : l'organisation des soins aux personnes détenues est confiée au ministère chargé de la santé. C'est alors que se structurent les Unités de consultations et de soins ambulatoires (UCSA). Il s'agit d'une unité fonctionnelle de l'hôpital de proximité, aujourd'hui nommée Unité sanitaire en milieu pénitentiaire (USMP) ;
- 2002 : Création des premières Unités d'hospitalisation spécialement aménagées (UHSA), qui devraient accueillir tous les patients sous écrous en soins psychiatriques sur décision du représentant de l'État (SDRE) dans ces établissements, au titre du décret D398 du Code de procédure pénale. Le ministère des Solidarités et de la Santé a demandé une évaluation des UHSA dans la feuille de route santé mentale et psychiatrie publiée en juin 2018.

Statistiques de la Justice des mineurs

Il est souvent reproché à la Justice sa lenteur, ce qui peut interroger sur le sens de la peine… Mais l'arsenal juridique

[9] Centre régional d'information et de prévention du sida et pour la santé des jeunes.

permet aussi d'adapter les réponses à chaque temps de la chaine pénale.
Le ministère de la Justice (2017) indique le nombre de mineurs en contact avec la Justice, sans préciser combien de mineurs sont décomptés plusieurs fois, car impliqués dans plusieurs infractions au cours d'une même année… Toujours est-il que ces statistiques révèlent un grand écart numérique entre les deux extrémités de la chaîne pénale :

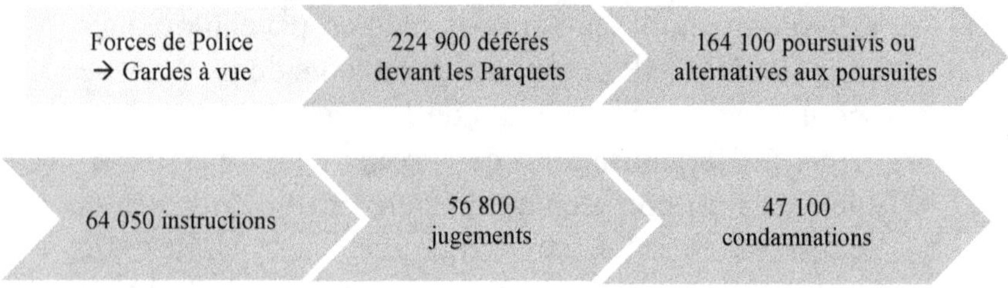

L'interpellation et la mise en garde à vue relèvent des compétences du ministère de l'Intérieur. Puis, on dénombre 224 900 mineurs par an déférés devant le Parquet de la juridiction, soit 3,3% de la population de 10 à 17 ans. Parmi ceux-ci, 164 100 mineurs font l'objet de poursuite ou réponse pénale, dont 97 150 bénéficient d'une alternative aux poursuites : rappel à la loi, réparation, indemnisation, sanction non pénale. Ainsi, le dossier de 64 050 mineurs est instruit, 56 800 seront jugés (les autres faisant l'objet d'un non-lieu) dont 47 100 condamnés.

Des infractions aux sanctions, du symptôme aux soins

Les infractions se répartissent différemment parmi les mineurs et les majeurs.

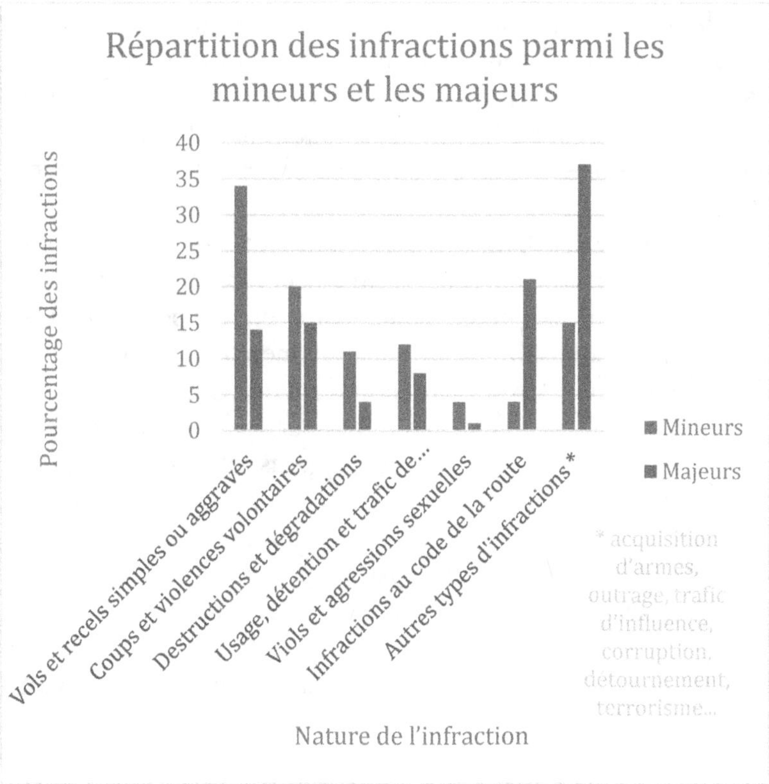

La Justice des mineurs utilise plusieurs modes de réponse pénale, la plupart de ces réponses sont déjà inscrites dans l'ordonnance de 1945. Les articles 66, 67 et 68 du Code pénal bonapartiste sont modifiés et la notion de « *discernement* » n'apparaît plus, mais est laissé au juge des enfants le recours à la mention « *d'excuse de minorité* » (art. 33 de l'ordonnance de 1945).

Avant 13 ans, le mineur encourt des mesures éducatives : admonestation, remise à un parent, mise sous protection judiciaire (MSPJ), placement, liberté surveillée, mesure éducative d'activité de jour (MEAJ). Entre 13 à 16 ans existent des sanctions éducatives en alternative aux

condamnations pénales : mesure ou activité d'aide à la personne, confiscation, interdiction de paraître, de rencontrer la victime, stage de formation civique, placement… À partir de 13 ans, le mineur peut faire l'objet d'une condamnation pénale : emprisonnement avec ou sans sursis, amende, TIG[10]…
Au 1er janvier 2018, on comptait en France 783 mineurs sous écrou, dont 96% de garçons. À titre de comparaison, en 1850, la Petite Roquette, pendant un temps prison pour mineurs dans Paris, proposait 586 en encellulement individuel.
Pour juger, les magistrats s'interrogent sur le parcours biographique et judiciaire du mineur, sur les ressources présentes dans son environnement, mais aussi sur la nature de l'acte transgressif, qui se présente comme un symptôme de sa personnalité. Délinquance utilitaire, délinquance identitaire, délinquance pathologique… L'évaluation clinique est fondamentale pour bien juger (Baranger, 2003) !

Santé en détention : évaluation clinique, travail partenarial, soin psychique

Historiquement, les soins somatiques et psychiatriques se sont organisés parallèlement. Une unité sanitaire en milieu pénitentiaire peut s'apparenter à un dispensaire de soins, réunissant des médecins généralistes, spécialistes, psychologues cliniciens, paramédicaux, pharmaciens…

Epidémiologie des personnes mises « sous main de justice »

La population majeure en milieu carcéral présente des données sanitaires édifiantes. Bien anciens, les chiffres de la DREES (Coldefy, 2002) nous donnent une vision de la santé mentale de la population détenue.

[10] Travaux d'intérêt général.

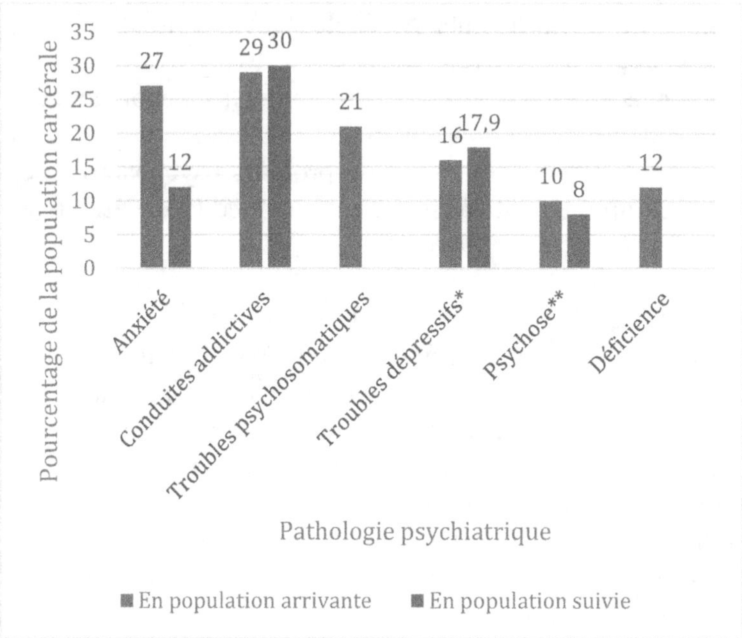

Les pathologies schizophréniques concernent 3,8 % des détenus, soit quatre fois plus qu'en population générale. Quant aux états dépressifs majeurs, on en dénombre cinq fois plus qu'en population générale. Le taux de suicide en prison est onze fois supérieur à celui de la population générale. Ajoutons que 40 à 60 % de la population carcérale auraient une personnalité psychopathique.
Il existe peu de statistiques spécifiques sur l'état de santé des mineurs détenus, mais il n'y a pas lieu de penser qu'ils soient significativement différents de la population suivie par la PJJ hors de la détention. Pour les mineurs sous main de justice, il est établi (Choquet, 2005) que pèsent sur eux des facteurs environnementaux et comportementaux défavorables à la santé, comparativement à la population appariée :

- plus d'antécédents de violence subie, de maltraitance (77,3 %) ;

- plus d'antécédents psychologiques familiaux (76,2 %) ;
- plus de « père absent » ou de parents au chômage, de conditions de mal-logement ;
- plus de consommation de produits psychoactifs, de comportements à risque en lien avec la vie affective et sexuelle.

Ces données ont amené la Direction de la Protection Judiciaire de la Jeunesse à structurer une réflexion sur les missions du secteur éducatif en faveur de la santé des mineurs, confirmant ainsi que pour améliorer la santé d'une population, il ne suffit pas de développer l'offre de soins !
Cette dynamique de promotion de la santé est portée parallèlement aux questions d'accès aux soins spécialisés, afin de limiter le recours aux urgences. Une étude récente (Chatagner, 2014) menée au sein des urgences pédiatriques confirmait la surreprésentation des mineurs ayant une mesure judiciaire civile ou pénale consultant pour troubles du comportement. Un élément clinique associé est que, parmi le groupe des enfants ayant une mesure civile ou pénale, 50 % ont des pathologies-limites et des troubles des conduites et des comportements, contre 25 % pour les mineurs sans mesure éducative.
Pour ce qui est des orientations médico-sociales, les statistiques devront être confirmées à grande échelle. Pourtant, l'une des Directions interrégionales de la Protection Judiciaire de la Jeunesse a récemment observé que les mineurs sous main de Justice auraient plus de notification MDPH[11] (ITEP[12] ou IME[13]) : 20 à 25 % contre 9% en population générale.

---

[11] Maison départementale des personnes handicapées.
[12] Institut thérapeutique éducatif et pédagogique.
[13] Institut médico-éducatif.

Psychopathologie en détention

Le déroulé de la consultation n'est pas fondamentalement différent en milieu carcéral. Exceptionnellement, le mineur est accompagné par l'éducateur de la PJJ. Le taux de participation est largement supérieur aux consultations de CMP[14] ! Le travail clinique est assez ordinaire. Or, univers carcéral rime avec restriction des mouvements, promiscuité… Nous proposons donc de centrer le regard psychopathologique sur le corps et le rapport au temps.

Le rapport au corps et au sensoriel

Les mineurs détenus réunissent fréquemment des symptômes de la lignée limite : extrême sensibilité aux mouvements de l'environnement, usage du corps comme principal outil de communication… Le symptôme « acte de délinquance » est rarement le fait d'un processus psychiatrique, mais mérite d'être analysé. Michel Botbol (2016) explique qu'en l'absence de Loi intériorisée, c'est l'univers carcéral qui vient figurer l'interdit. Cela fait écho à ce dont prévenait Winnicott (1972) à propos des enfants déprivés : « *ils nous forceront à leur fournir la stabilité sous la forme d'une école de redressement ou, en dernier lieu, sous celle que représentent les quatre murs d'une prison* ». La personnalité des sujets est à bien comprendre pour un bon travail éducatif et pour ébaucher un travail psychothérapique. Par exemple, la jouissance obtenue dans la provocation n'est pas la même que celle déclenchée par la destruction. Le plaisir de détruire n'est pas le symptôme le plus fréquent parmi les mineurs détenus. Certes, les actes consistant à dégrader les biens publics marquent la délinquance juvénile (Mucchielli, 2004). Mais dans la rencontre avec celui qui fait autorité, c'est la provocation qui génère la jouissance, pas la destruction.

La prison fonctionnerait donc comme un pare-excitation (Balier, 1990). Les mineurs trouveraient enfin ce « cadre » qui leur permettrait de ne plus se nuire. La clinique du corps

---

[14] Centre médico-psychologique.

et « des surfaces » nous raconte l'histoire de ces enfants « mal-foutus » (ayant échappé aux espaces de soins de droit commun), parfois marqués par des stigmates (coups, brûlures, automutilations). En prison, le corps est pris dans un système de contraintes et de privations, d'obligations et d'interdits. C'est, pour certains d'entre eux, l'occasion offerte que l'« on » prenne soin d'eux. Ce corps qui ne ressent rien, ou trop, et qui exprime tout est le lieu de toutes les maltraitances (auto-) infligées, et devient la cible de toute la souffrance sous-jacente. Les substances psychoactives, dont médicamenteuses, peuvent alors générer un panel d'éprouvés parfois apaisants, parfois excitants. L'angoisse d'effondrement, de morcellement se meut en une violence auto agressive.
La faillite des processus associatifs et de recherches de signifiants se traduit dans l'acte. Les enveloppes sont poreuses, « ça doit sortir » sous une forme brute d'impatiences, d'insatisfactions, de violences. Rien n'est reversé dans le jeu, le rêve, le dialogue, ou dans des affects plus « névrotisés » (tristesse, « déprime »). Cette incapacité à accéder à sa propre souffrance, cette lutte contre les mouvements dépressifs se fige dans des défenses psychopathiques. C'est là où se distingue le groupe des mineurs détenus, comparativement au restant des mineurs délinquants jamais incarcérés : l'incapacité à tirer profit des expériences, à intérioriser les sanctions, à déplacer les voies de la jouissance pour la socialiser.
La peau du détenu est alors surinvestie, devenant un lieu d'affichage des éprouvés submergeant. À la fois enveloppe de souffrance et d'excitation comme l'écrit Anzieu (1985), investir et marquer la peau permet de lutter contre la dépression ainsi que de se protéger contre une excitation externe honteuse, culpabilisante et angoissante.
Le système contenant d'une part, et la lutte contre l'oisiveté d'autre part (des activités physiques et sportives d'une grande intensité) sont les deux ingrédients du temps d'incarcération.

Cela peut provoquer pour certains adolescents une sédation de l'expression d'affects douloureux et une contention de l'expression du pulsionnel. Pour autant, cela ne modifie pas *de facto* les modes d'entrée en relation : elle n'endigue pas les actes d'agression et les épreuves corporelles auto-infligées. Alors, la mission du pédopsychiatre est sans doute de se saisir de cette conjoncture : les limites sont figurées par les murs de la prison ! L'opportunité est donnée de tirer plaisir à observer ses émotions, sans la violence d'une psychothérapie trop intrusive. Pour limiter cette angoisse qui traverse les adolescents dans le bureau du « psy », en détention ou ailleurs, s'appuyer sur la dynamique groupale est une bonne parade, sans doute trop peu exploitée en milieu carcéral. Le travail d'un psychomotricien prend aussi tout son sens. Les mineurs captifs bénéficient parfois d'une approche thérapeutique visant le réinvestissement apaisé du corps, son schéma, ses éprouvés, ses repères…

Le rapport au temps est aussi transformé en prison. Le détenu subit son corps et le temps, avec impuissance. La liberté de mouvement est frustrée et le moment du mouvement aussi est borné. Le vertige du temps qui passe, c'est souvent l'histoire de ces enfants déprivés devenus délinquants, figeant leurs impatiences et leurs angoisses d'abandon.

Les mineurs détenus donnent à voir des comportements psychopathiques. Ce fonctionnement est marqué par la dyspraxie [15], la dysgnosie [16] et la dyschronie [17] (Gibello, 2002). Le rapport pathologique au temps explique l'incapacité à penser et à investir un objet en tenant compte

---

[15] Difficulté à effectuer des mouvements coordonnés, en dehors de toute lésion organique.

[16] Terme général désignant tous les troubles concernant les fonctions intellectuelles, mais aussi l'intégration des perceptions sensorielles et regroupant à lui tout seul de nombreux "dys-".

[17] La dyschronie, telle que formulée initialement par Gibello (1976), constitue une théorie heuristique pour penser un défaut de symbolisation du temps.

de son caractère permanent dans le temps. Obliger ces jeunes à faire face aux minutes qui se déroulent, c'est frustrer l'instantanéité qui les a sauvés jusque-là. Or, les tentatives de reprendre le contrôle sur « la montre » (refus de rentrer en cellule, opposition aux horaires) peuvent se solder par des sanctions administratives (quartier disciplinaire), voire judiciaires.
Egalement, la dysharmonie cognitive (Gibello, 2010) serait retrouvée neuf fois sur dix chez les adolescents présentant des comportements violents. Cela signifie que le travail thérapeutique ne saurait « viser » uniquement le psychisme : le développement des compétences cognitives d'analyse, de jugement, de repérage, de programmation… sont autant d'axes qui pourraient prévenir les passages à l'acte violents. A nouveau, la psychomotricité aurait toute sa place à plus grande échelle en prison, mais ajoutons ici l'orthophonie, l'ergothérapie… venant compléter le travail déjà effectué par les psychologues cliniciens.
Enfin, si divers angles d'approche thérapeutique existent, il est surtout difficile de s'assurer de la cohérence inter-institutionnelle des soins proposés. Le temps consacré à « faire circuler » l'information utile et « coordonner » doit être important.

Coordinations

L'instance clé de la coordination du parcours en détention est la Commission Pluridisciplinaire Unique (CPU). Ses missions et sa composition sont clairement définies par le ministère de la Justice (2012). Elle est compétente pour l'examen de la situation des personnes détenues arrivantes à l'issue de la phase d'accueil, notamment de l'évaluation de leur dangerosité et de leur vulnérabilité, de la prévention du suicide…
Le chef d'établissement pénitentiaire peut convier, selon l'ordre du jour, un membre du service de la PJJ, un représentant des équipes soignantes (dispositif de soins

somatiques ou psychiatriques) de l'USMP. Le médecin responsable n'est pas tenu d'y siéger personnellement. D'autre part, rien n'offense le secret professionnel si un représentant de l'USMP est présent à ces commissions, selon l'article 1110-4 du Code de Santé publique modifié par la Loi de santé de 2016 (article 96). Pour les personnes "sous main de justice", le lien du médecin avec le magistrat est peu précisé, sauf dans le cadre d'injonctions de soins (Eglin, 2006) …

Les réunions spécifiques pour un mineur, type « commissions *cas complexes* » (plusieurs intitulés existent), peuvent être organisées par le service de la PJJ. Elles viseraient par exemple à coordonner la sortie ou le travail avec les parents. Mais l'incarcération cloisonne le « dedans » et le « dehors » et de telles réunions sont lourdes à organiser. Pour ce qui concerne la démarche de soin, l'équipe de l'USMP peut tout à fait contacter les parents, mais il n'est pas possible de les recevoir dans les bureaux de l'USMP. Cela amènerait à organiser la « consultation » au parloir… autrement dit : cela ne se fait jamais ! En cas de nécessité absolue, pour l'annonce d'un diagnostic de maladie psychiatrique par exemple, un rendez-vous médical peut avoir lieu dans un bureau de l'hôpital de rattachement ou du service de la PJJ, mais difficilement avec le jeune, dont l'extraction pour consultation médicale est complexe à organiser.

Conclusion

Les soins psychologiques et psychiatriques s'organisent de la même manière entre les mineurs et les majeurs. L'hôpital auquel est rattaché l'USMP est responsable de l'offre de soins, mais n'est pas maître pour organiser la venue des patients. Pour les mineurs, l'équipe éducative de la PJJ propose un contenu d'activités dense pour profiter du temps de détention extrêmement contenant.

L'examen clinique ne révèle pas de pathologies spécifiques, mais la détention concentre les mineurs qui partagent quelques éléments psychopathologiques dans le rapport au corps et au temps. Les personnalités-limites sont régulièrement diagnostiquées, la problématique du lien est le cœur du travail éducatif et psychothérapique. La cadre « offert » par la détention libère de la question épuisante : « *comment poser un cadre contenant à ce jeune ?* », pour amener un enjeu supplémentaire : « *comment intérioriser des éléments d'apaisement et structurant ?* »
Les mineurs ne sont pas contraints de venir aux consultations pédopsychiatriques, mais Michel Botbol (2010) nous explique que les soins obligés peuvent permettre de « *nouer une alliance en permettant à l'adolescent de s'abriter derrière l'illusion qu'il ne la demande pas* ». Ensuite, cela permet d'« *interposer un tiers entre l'adolescent et les équipes éducatives, permettant de faire face aux violentes contre-attitudes* ». Enfin, la proposition psychothérapique doit s'ajuster aux ressources des jeunes, en s'appuyant sur les modalités de communication par le corps par exemple, pour « *permettre à l'adolescent de découvrir un plaisir de l'élaboration psychique de ses conflits internes ou externes* ».

Bibliographie

Allaix, M. (1998). « Un texte précurseur de l'ordonnance de 1945 : la proposition Campinchi » (1937), *Revue d'histoire de l'enfance « irrégulière »,* (1 : La protection de l'enfance : regards), 101-107. DOI : 10.4000/rhei.18.Rennes : Presses Universitaires de Rennes.
Anzieu, D. (1985). *Le Moi Peau.* Paris : Dunod.
Balier, C. (1990). « L'adolescent criminel, la prison et la fonction soignante ». *Revue Adolescence*, T. 8 (1 *Contrainte*).
Baranger, T. (2003). « Le monde dont l'enfant est un délinquant ». *In :* Bass D. ; Mignon P. ; Petitot F. (dir.), *Mais où est donc passé l'enfant ?* (Pp. 83-95). Toulouse, Erès.

Botbol, M. ; Choquet, L.-H. ; Grousset, J. ; Hamon, H. (2010). « Ordonnance de placement provisoire et obligation de soin en psychiatrie de l'adolescent ». *Encyclopédie médico-chirurgicale, psychiatrie.* 7(2). DOI: 10.1016/S0246-1072(10)52439-8

Botbol, M. (2016). « Etats limites et délinquance juvénile, évolution des réponses judiciaires », L'information psychiatrique, 92 (2016/1). DOI : 10.1684/ipe.2015.1434

Chatagner, A. ; Olliac, B. ; Choquet, L.H. ; Botbol, M. ; Raynaud, J.-P. (2014). « Adolescents reçus en urgence en pédopsychiatrie infanto-juvénile », *Neuropsychiatrie de l'Enfance et de l'Adolescence.* 63 (2), DOI : 10.1016/j.neurenf.2014.08.003

Choquet, M. ; Hassler, C. ; Morin, D. (2005*). Santé des 14-20 ANS de la Protection Judiciaire de la Jeunesse (Secteur Public) sept ans*. Institut National de la Santé et de la Recherche Médicale, Unité 669. https://www.inserm.fr/sites/default/files/2017-11/Inserm_RapportThematique_SanteProtectionJudiciaireJeunesse_2005.pdf

Coldefy, M. (2002). « La santé mentale et le suivi psychiatrique des détenus accueillis par les services médico-psychologiques régionaux », *Etudes et résultats*, (181). DREES.

Eglin, M. (2006). « Quand la Justice impose des soins ». *Enfances & Psy*, 2006/1 (30). DOI : 10.3917/ep.030.0121

Gibello, B. (2002). « La violence en tant que mode de pensée. Violence pathologique, réflexions, prévention et prises en charge ». Neuropsychiatrie de l'Enfance et de l'Adolescence. 50 (6-7). DOI : 10.1016/S0222-9617(02)00140-X

Gibello, B. (2010). « Les dysharmonies cognitives pathologiques chez les enfants et adolescents présentant des « inconduites » ». *Neuropsychiatrie de l'Enfance et de l'adolescence*. 58 (4). DOI : 10.1016/j.neurenf.2009.06.010

Loi n° 2016-41 du 26 janvier 2016 de modernisation de notre système de santé (article 96), modifiant l'article 1110-4 du Code de Santé Publique. Journal Officiel du 27 janvier 2016.
Ministère de la Justice (2012). Circulaire du 18 juin 2012 relative aux modalités de fonctionnement de la commission pluridisciplinaire unique. BOMJ n°2012-07 du 31 juillet 2012.
Ministère de la Justice (2017). Les Mineurs délinquants. Références statistiques Justice, 86-99.
Ministère des solidarites et de la sante (2018). Action n° 21 visant à améliorer la prise en charge des personnes détenues en détention par le lancement de la deuxième tranche des unités d'hospitalisation spécialement aménagée. *In :* Feuille de route santé mentale et psychiatrie, 23.
Mucchielli, L. (2004). « L'évolution de la délinquance juvénile en France (1980-2000) ». *Sociétés Contemporaines*. (53). DOI : 10.3917/soco.053.0101
Premier ministre (2008). Décret n° 2008-689 du 9 juillet 2008 relatif à l'organisation du ministère de la justice. Article 7.
Winnicott D. (1972). Quelques aspects psychologiques de la délinquance juvénile. *In :* Winnicott D.W. *L'Enfant et le monde extérieur. Le développement des relations.* Paris, Payot.
Winnicott, D.W. (1971), *Jeu et réalité.* Paris : Gallimard.

Les spécificités de l'accueil et de la prise en charge des mères sans papiers et de leurs bébés à la Maison du Bébé de Saint-Denis

Gabrielle Lesvenan[18]

Introduction

La Maison du Bébé est un centre d'accueil thérapeutique à temps partiel rattaché au secteur de pédopsychiatrie dirigé par Jean Pierre Benoit (93I01). Il s'agit d'une unité ambulatoire d'accueil, de prévention et de soins en périnatalité non sectorisée, un dispositif de droit commun, relevant du service public. Elle se situe sur le site du Centre Hospitalier Delafontaine à Saint-Denis dans l'ancienne maison du directeur de l'hôpital juste à côté de la maternité et de la néonatologie. L'objectif de cette proximité est de permettre un travail en étroite collaboration avec ces équipes pour une prise en charge précoce en post-partum précoce des situations. Les adresses peuvent aussi se faire de l'extérieur : PMI, médecins libéraux, psychiatrie adulte, associations. Les bébés sont accueillis de 0 à 18 mois avec leurs parents pour une première adresse. On intervient en post-natal : l'objectif est d'accompagner des enfants et des parents, parfois jusqu'à l'entrée à l'école maternelle. Des consultations pluridisciplinaires (pédopsychiatre, puéricultrice, éducatrice de jeunes enfants, psychologue, psychomotricien, ostéopathe) et/ou des groupes de soins sont proposés : groupe

[18] Pédopsychiatre, Maison du Bébé, secteur de psychiatrie infanto-juvénile, Centre Hospitalier de Saint-Denis. Pédopsychiatre, Maison du Bébé, secteur de psychiatrie infanto-juvénile, Centre Hospitalier de Saint Denis, Hôpital Delafontaine, 2, rue du Dr Delafontaine, 93200 Saint-Denis ; gabrielle.lesvenan@ch-stdenis.fr, 06 14 06 33 33.

d'accueil, groupe contes, comptines et groupe parents-enfants prématurés. À la Maison du Bébé, nous proposons donc des prises en charge classiques de CATTP en périnatalité. Mais en fait, depuis la création de l'unité en 2013, l'équipe s'est retrouvée engagée dans une clinique particulière.

Les trois quarts des mères suivies à la Maison du Bébé sont issues de l'immigration, en exil. Soixante dix pour cent d'entre elles sont sans papiers. La Seine-Saint-Denis est un territoire sensible où ces problématiques sont primordiales. Précarité et migration sont pensées conjointement tant dans les politiques périnatales que dans les dispositifs de soins. Ne pas nommer les femmes « sans papiers » et les inclure directement dans la catégorie de femmes précaires participe à l'invisibilisation de l'expérience des femmes étrangères en situation irrégulière. Richard Rechtman affirme que c'est prendre le risque de lier la catégorie étrangère à celle de la misère (2010). Christine Davoudian énonce que le terme « sans papiers » à un sens politique important (2012) : il révèle leur défaut du droit d'être là, qui les prive de tous les autres droits.

Cet article a pour but d'aborder les particularités de cette clinique à la Maison du Bébé et les difficultés rencontrées lors de l'accueil et la prise en charge de ces situations. L'équipe de la Maison du Bébé est confrontée à des politiques migratoires qui déconcertent.
Les réponses institutionnelles apportées à ces femmes sans droits et ces bébés reproduisent, comme en miroir de leurs parcours migratoires, des ruptures à répétitions. Par ailleurs, nous allons montrer comment notre équipe et son cadre institutionnel essaient de servir de contenant psychique à ces mères et ces bébés.

1. Une clinique plurielle

Du fait du durcissement actuel des lois sur l'immigration, mais également de la situation politique dans les pays d'origine, on observe une évolution notoire dans les formes de migration féminine : de nombreuses femmes viennent seules, hors regroupement familial, fuyant une situation politique ou personnelle, des persécutions diverses, fréquemment marquées par de multiples ruptures et violences. Elles viennent pour la plupart de pays instables politiquement, voire en guerre civile. Le parcours migratoire est souvent traumatique, se cumulant aux traumatismes déjà subis dans le pays d'origine. Il s'agit surtout de femmes arrivées récemment d'Afrique de l'Ouest, qui ont parcouru le Sahel, sont passées par la Libye puis ont traversé la Méditerranée.

Pourquoi partir ? La décision de partir de son pays d'origine fait suite soit à un choix, soit à une nécessité. Aujourd'hui, nous rencontrons surtout des femmes qui ont été bannies de leur propre communauté, de leur propre famille et leur propre lignage et qui veulent « se fondre ». Ce sont des êtres désaffiliés qui ont tout abandonné, avec des enfants qui sont restés au pays : leurs vies affectives sont hantées par des liens rompus. Certaines ne souhaitent pas qu'on leur parle dans leurs langues et veulent passer par une autre langue qui est le Français. On a souvent affaire à « des étrangères qui veulent se sentir moins étrangères » (Davoudian, 2012). Elles portent en elles l'espoir d'un avenir possible dans un espace protégé par nos valeurs des Droits de l'Homme.

Cette clinique est multidimensionnelle, mêlant une dimension traumatique et post traumatique, des polytraumatismes précoces. Les femmes présentent parfois des positions mélancoliformes, des vécus de deuil confinant au mélancolique avec des éléments de défections fantasmatiques non réductibles au trauma. La souffrance psychique de ces femmes est manifeste. Elles parviennent difficilement à se raconter, à raconter leurs histoires, les violences, à revenir sur le passé. Les affects peuvent être mis à distance avec une honte et une culpabilité à faire récit. Parler et penser le passé n'a rien d'anodin : il s'agit de penser un indicible qui fait violence, penser l'impensable. L'indicible, ce qui ne se dit pas, ce qui échappe à la représentation et à la connaissance, recouvre des pans entiers de leurs histoires. Les femmes parlent plus facilement de leur précarité, par exemple de l'absence de chauffage à l'hôtel et des punaises dans le lit. La rêverie est peu présente, on peut supposer qu'elle risquerait d'emmener ces femmes vers des événements qui ne peuvent être vécus que sur le mode de l'impensé.

Au cours du suivi, les mères sans-papiers sont souvent sans repères temporels et spatiaux et leurs capacités d'agir sont entamées : il faut les appeler à chaque fois avant les rendez-vous et elles peuvent rater plusieurs rendez-vous suite à la présence des contrôleurs dans les transports en commun. Elles se citent comme « des parias » ; elles sont plongées dans des conditions sociales dépersonnalisantes, en proie avec un vécu d'insécurité et de crainte de l'extérieur légitime au vu de nos politiques actuelles. Elles sont terrorisées de recevoir une ordonnance de quitter le territoire. Face à l'urgence et l'arrivée de nouveaux flux de migrants, ce n'est pas une politique d'accueil, d'intégration et d'insertion qui se met donc en place en France mais une politique de rejet et d'exclusion. Cette politique touche notamment « les dublinés », qui ont laissés leurs empreintes dans un autre pays que la France et les déboutés du droit d'asile. Les dispositions de la nouvelle loi asile-immigration, entrées en vigueur en Janvier 2019, durcit le droit au maintien dans le territoire et accélère les procédures d'éloignement. Pour ces femmes, il s'agit de survivre et non de vivre. Il s'opère souvent un glissement insidieux de la preuve de présence à la preuve d'existence. Elles semblent être « *dans un hors lieu* », invisibles. La vie était impossible au pays d'origine, elles sont dépossédées de « leur historicité » mais la France ne leur laisse pas non plus la possibilité de s'inscrire psychiquement et socialement et de créer une nouvelle histoire. Roussillon énonce que le sujet doit pour « survivre » se couper de soi même, s'abandonner lui même. « *A la place d'un état de manque qui contient l'espoir d'une réponse suffisamment adaptée, commence à s'établir un état de désespoir qui, s'il dure trop, menace l'organisation même de l'identité* ». (Roussillon, 2006). Ces femmes sont menacées de « mort psychique ».

2. Des réponses institutionnelles insuffisantes

Ces femmes sont sans papiers : elles n'ont pas de titre de séjour donc aucune inscription légale dans notre société. Sans droits, elles ne peuvent accéder au logement, aux prestations sociales ou à un travail pour assurer le minimum vital (Planche, 2014). Le séjour en maternité leur a permis d'accéder à un suivi social temporaire. Pour beaucoup de ces femmes, qui arrivent aux urgences peu de temps après avoir croisé la frontière, l'institution de l'hôpital sera le premier lieu d'adresse, et souvent le premier lieu de soins pluridisciplinaires : pour le corps, le psychisme, et le social. Lieu où il y a une reconnaissance de leur existence en tant que sujet : une attention est portée à leur corps, leur santé, leur histoire et leur bébé. Fassin soutient que par *« leur corps souffrant »*, les femmes « *migrantes* » acquièrent une biolégitimité entendue par la « *reconnaissance politique du corps et de sa souffrance par la société* » (Fassin, 2005).

À la sortie de la maternité, ce suivi social s'arrête : ces dyades sont mises à l'épreuve de l'errance et de l'invisibilité (Davoudian, 2012) allant au gré des hôtels sociaux ou d'hébergements de fortune. C'est bien souvent le Samu social qui est sollicité pour mettre à l'abri ces mères et ces bébés : il ne dispose pas de places d'accueil d'urgence en nombre suffisant. Submergé par les demandes, il se voit contraint de proposer à ces dyades des nuitées dans des hôtels de toute la Seine-Saint-Denis, de négocier avec les hôteliers leur durée d'accueil, imposant à ces dyades des changements très fréquents d'hôtels. L'urgence l'a emporté sur une vraie politique d'accueil et d'insertion. La baisse des subventions de l'état au Samu social met à mal sa mission d'utilité publique de protection des personnes vulnérables (Interlogement, 2014). Les associations de solidarité et les services sociaux alertent tous sur la saturation d'un système qui ne parvient plus à faire face à l'urgence et inadapté à l'acceuil des familles et des enfants.

Il n'y pas d'assistante sociale à la Maison du Bébé et il est souvent difficile d'inscrire les patientes au service social de la mairie compte tenu de l'absence de papiers français et de preuves de domiciliation. L'absence d'ancrage territorial des femmes met à mal la logique de sectorisation des services medico sociaux qui se trouvent en difficulté pour intervenir auprès d'une population qui ne dépend d'aucun secteur particulier.

3. Observation de perturbations des interactions précoces et du développement précoce du bébé

L'observation de l'état psychique de ces mères, des bébés et des interactions dyadiques révèle des tableaux peu harmonieux. La dépression du post-partum touche la majorité de ces mères avec une irritabilité, des troubles du sommeil, de l'appétit, une asthénie, une absence de plaisir dans les soins du bébé et le sentiment d'être en incapacité à répondre aux besoins de leur enfant ou de ne pouvoir assumer la responsabilité d'un bébé. L'enfant peut devenir persécuteur, la mère le percevant comme agresseur, ce qui peut générer parfois une maltraitance. La naissance accentue chez la mère des éléments traumatiques et certains vécus qu'elle projette sur son bébé. Il peut exister des idées suicidaires. La culpabilité de ne pas être une bonne mère apparait généralement.

- **Perturbations des interactions précoces**

Winnicott disait *le bébé n'existe pas seul* (1952). Auparavant, on pensait que le développement du bébé était uniquement influencé par ses parents. Puis, on s'est rendu compte qu'en réalité la réponse du bébé avait elle aussi une influence sur le comportement de ses parents. On parle de spirale transactionnelle (Brazelton, 1974).

Chez ces dyades, on observe une pauvreté des interactions mères-enfants dans les situations de jeux libres. Les mères ont tendance à peu répondre aux signaux de leurs bébés, à être plus inattentives (avec peu d'expressions vocales et faciales) voir indisponibles, à peu les stimuler et à exprimer peu d'affects positifs voir parfois à se montrer hostile. Elles ont du mal à repérer les mouvements de leur bébé, ce qu'il dit, ce qu'il fait... Les mères sont souvent envahies par des angoisses qui les rendent non disponibles psychiquement pour mettre en évidence les manifestations de leur bébé. L'investissement affectif et l'empathie maternelle sont moindres.

L'accordage affectif s'avère difficile : la parole, les gestes, le regard et les sourires à l'attention de l'enfant peuvent être absents (Stern, 1989). Par ailleurs, on observe des difficultés de portage, les patientes laissent glisser leurs bébés, ne les tiennent pas avec contenance, l'ajustement tonico-postural est inadapté. Cela ne serait-il pas aussi une manière de nous raconter leurs histoires ? Les bébés présentent fréquemment une hypotonie ou une hypertonie renforçant les difficultés d'ajustement corporel notamment dans le portage. Certaines mères se décrivent comme crispées lors de la prise du biberon et la détente musculaire est alors absente chez les deux partenaires de la dyade. Ceci est accentué par les difficultés alimentaires de l'enfant, ce qui génère une spirale complexe nourrie par les fantasmes, les projections et la culpabilité. Ces perturbations interactionnelles semblent s'améliorer au fur et à mesure de la prise en charge à la Maison du Bébé parallèlement à l'amélioration de la situation sociale et de la symptomatologie maternelle.

- **Perturbations du développement psycho-affectif du bébé**

Du côté du bébé, au sein de notre unité, on observe des troubles du sommeil, des balancements, des difficultés alimentaires, des régurgitations, des prises de poids insuffisantes, des pleurs incessants, des problèmes dermatologiques, des consultations répétées sans raison.
Les bébés peuvent tenter de réanimer leur mère en souriant ou en se mobilisant de façon excessive. *Si un bébé est hypertendu, c'est que la mère est fatiguée et qu'il veut la porter*, disait Françoise Dolto ; ou au contraire en se mettant en retrait, en se *faisant souvent oublier*, en fuyant le regard. Tous ces phénomènes perturbent les synchronies mère-bébé nécessaires à l'instauration d'une relation de bonne qualité et à l'émergence de la vie psychique du bébé.
Certains bébés présentent même un retrait relationnel : un désengagement de la relation et une moindre réactivité aux stimulations comportementales. On note une diminution des manifestations comportementales qu'elles soient positives (sourires, contact visuel) ou négatives (pleurs). Les bébés semblent détachés, en repli, inexpressifs avec une pauvreté interactive, peu d'activités auto-érotiques et une mobilité générale amoindrie. On observe que les durées de jeu sont plus brèves chez les deux partenaires de la dyade. Keren précise que le comportement de retrait relationnel bref est considéré comme un phénomène normal de l'interaction parent bébé dans lequel il joue également un rôle régulateur dans le processus de régulation/réparation des interactions parents-enfants (Keren, 2001). Il constitue l'une des principales réponses dont l'enfant dispose lorsqu'il est confronté au stress et à des relations perturbées et fait partie intégrante du répertoire comportemental du jeune enfant. A la Maison du Bébé, ces retraits sont observés de manière durable c'est à dire d'au moins quinze jours : c'est pourquoi ils sont un signe d'alarme majeur (Guédeney, 2001).

On peut supposer que par ces bébés nous montrent ce qui est en panne du coté maternel, ils nous révèlent la souffrance de leurs situations. Le bébé nous dit souvent quelque chose du bain de langage dans lequel il est pris, dès sa conception et dans lequel sa mère et leur histoire sont engagées, à travers les générations. Son langage résonne avec l'infantile, voire l'archaïque de la mère, avec le nôtre aussi. Il montre ce qui est en panne de ce côté. En quelque sorte, c'est lui qui amène sa mère et leurs impossibles. C'est là que se situe notre travail, tisser de la parole, du récit, du corps, faire en sorte que le lien qui unit le bébé et sa mère circule et soit humanisé.

- **Suite à ces observations, plusieurs questions se posent**

Comment mettre en perspective ces retraits relationnels avec des spécificités interactives maternelles ? Comment la préoccupation maternelle primaire peut-elle s'instaurer lorsque la mère est en recherche constante de nourriture pour elle, pour son enfant, en recherche de couches, allant d'hébergement en hébergement ? Comment la dynamique des interactions ne peut elle pas être perturbée ? Qu'en est-il du tissage des liens symboliques ? Comment ces femmes peuvent-elles faire une place à leurs enfants, à leurs demandes affectives ? Comment inscrire un enfant dans un pays d'où on est soi-même exclu ? Quelles sont les conséquences sur le développement ultérieur de l'enfant ?

4. Qu'invente-t-on à la Maison du Bébé face à ces situations ?

- **La Maison du Bébé, un autre secourable**

Ces situations mettent à l'épreuve nos capacités de distanciation, nos ressentis. Comme le dit Bentata (2014), *l'accueil de ces femmes constitue une rude tache pour le clinicien car elle met en tension jusqu'à les rompre parfois sa solidité psychique, ses capacités d'empathie, ce qui est au coeur de son désir d'analyste. C'est qu'en effet, ces femmes sont des polytraumatisés psychiques et cela dans une sorte d'enchainement infernal où le premier coup fait le lit des suivants.* On est souvent dans un difficile entre-deux jonglant entre le psychisme et le social, sur un fil fragile. L'écoute de ces femmes nous engage dans notre contretransfert et nous fait travailler la question de la neutralité et de la juste distance. *Cet accueil s'associe à une non-neutralité et un accompagnement social et juridique fort. La neutralité bienveillante n'est pas de mise. C'est qu'elles ont besoin d'une pleine reconnaissance des drames qu'elles ont traversés, ainsi que d'un engagement psychique entier et quasi-physique à leurs côtés* (Bentata, 2014).

Quasi-physique… Face à ces femmes qui n'ont pas le minimum vital, les soignants de la Maison du Bébé sont convoqués à plusieurs places et mobilisés par les éléments du réel ; face à ce *pas de* (pas de papiers, d'entourage, de reconnaissance, de ressources…), on est souvent confronté à un besoin d'être dans le faire : faire des attestations pour le CAFDA, l'OFPRA…Partir à la recherche d'un biberon pour un bébé affamé en consultation, servir un café en arrivant le matin à une femme qui a dormi avec son bébé dans le hall de l'hôpital…L'équipe donne souvent des adresses d'associations mais les patientes n'arrivent pas toujours à s'inscrire dans ces nouveaux lieux. Certaines patientes nous disent que « *si on n'avait la possibilité de lui donner des papiers, elle sait qu'on l'aurait fait* ». On représente cet autre secourable, qui se préoccupe d'elle, de sa famille, de ses difficultés et tente de les résoudre.

- **Fonctions des groupes**

Il y a le groupe d'accueil ouvert, groupe d'échanges et de jeu avec le bébé. Dans les groupes, on peut laisser un peu la parole de côté… Les accueillantes ne veulent pas les contraindre directement à se dévoiler, à se mettre à découvert par les mots. Ces femmes sont, pour certaines, issues de sociétés dans lesquelles la relation duelle est rare et peut être vécue comme anxiogène, voire menaçante, surtout dans les premiers temps. La force de l'hospitalité consiste précisément à échapper à l'ordre du dicible pour préférer un sourire, un geste, une éthique de la relation qui désarmerait le soupçon et qui passerait plutôt par le bébé. Il ne s'agit jamais de réduire la femme et la dyade au silence. Nous essayons dans une relation de soins, qu'une place soit accordée avec tact et empathie au langage du bébé, au langage avec le bébé. Ce groupe peut favoriser des relations de réciprocité et de solidarité entre femmes issues de cultures différentes et permet la reconstruction d'un maillage groupal sur lequel les femmes peuvent s'appuyer, un espace de transition vers des espaces plus individualisés comme des consultations. En position d'exclues parce que « sans papiers », avec ce groupe elles sont désormais insérées dans un groupe social des mères.

Il semble que le soutien de l'équipe, ainsi que celui de la communauté permettent aux mères de développer un maternage plus riche, de soutenir leurs propres créativités, et les autoriser à accéder à l'imitation. Ces groupes ont une fonction de réanimation psychique pour les mères et les bébés. Comme le disait Claude Boukobza, ces prises en charge permettent à ces mères « *d'exprimer leurs blessures, mais aussi de déployer leurs ressources psychiques et de rétablir leur capacité de rêverie maternelle* ». Par exemple, le groupe comptines crée une enveloppe sonore qui relie l'enfant au monde du vivant, qui renforce la créativité de ces mères et de ces bébés, ou plus encore… qui permet de passer l'espace d'un temps groupal « de la survie à la vie ».

- **Proposition d'espaces plus individualisés**

Certains auteurs défendent l'idée que l'exil serait déjà en soi un processus de subjectivation : par l'exil, on part, on s'affranchit du groupe et de ces assignations, la solidité des assises narcissiques est mise à l'épreuve. Chez ces femmes, ce sont aussi des enjeux fondamentaux d'appartenance et d'inscription qui se révèlent dans le récit qu'elles nous livrent. L'existence et l'identité ont été remises en cause. La mise en mots du récit, et le travail d'écoute ouvre une possibilité à ces femmes de se repositionner comme sujet de leur histoire. Le sujet d'exil doit pouvoir savoir s'élaborer subjectivement par l'appropriation de son histoire. Entre une histoire subie et une histoire choisie, ces femmes peuvent ainsi reconstruire une histoire où elles ne sont plus l'objet de ce qui leur arrive. Julia Kristeva nous explique *que notre vérité n'est pas dans l'appartenance à une origine – bien qu'elle existe et qu'il faille la reconnaitre – mais dans nos capacités à nous exiler, c'est-à-dire, à prendre distance vis-à-vis de l'origine* (Kristeva, 1988). Il s'agit avant tout d'un exil intime : à la croisée entre histoire et fiction va apparaître « le récit de soi » fondé sur l'identité narrative et personnelle (Ricoeur, 1990) dans lequel le sujet s'unifie, se reconnaît et qui permet de donner un fil conducteur à son existence individuelle.

Il est indispensable d'ouvrir un espace, pour que ces mères abimées par leur histoire et leurs précarités puissent mettre en récit leurs histoires morcelées, chaotiques, faites de répétitions traumatiques, d'abus successifs, en les amenant à exprimer au-delà des faits, ce qu'elles auraient voulu pour elles. Repérer et soutenir ce qu'il y avait de désir d'affranchissement dans leur périple, jusqu'au désir aujourd'hui d'élever leur enfant, même seules. Ce temps de récit, va aussi permettre chaque mère de tisser une trame de son histoire dans lequel leur enfant va pouvoir prendre toute sa place.

- **« Un premier pas »**

Afin que l'espace de pensée (le nôtre et celui des patientes) en consultation ne soit pas trop envahi par les questions de précarité sociale, nous avons créé une association : un premier pas. Peut-être s'agit-il d'une solution de compromis pour soutenir ces mères en grande précarité, et soulager notre besoin de faire. Il s'agit d'offrir la possibilité à ces femmes de récupérer des vêtements pour leurs enfants qu'elles ramèneront plus tard contre des vêtements plus grands. Ce mouvement de troc leur permet d'être dans une position active d'échange et non pas de dette vis-à-vis de l'association. Cet espace d'échange pris en charge par d'autres collègues, dans une autre place, faisant ainsi fonction tierce, nous permet de nous dégager de cela lors des consultations et préserver l'espace de parole subjective, celui du désir, et non plus du besoin.

Conclusion

Les mères sans papiers et les bébés rencontrés sont dans un état de grand dénuement, proche de ce qu'Olivier Douville appelle *la menace d'effacement du sujet* (Douville, 2009). C'est ainsi que la Maison du Bébé est là comme collectif pour créer de l'asile, du partage de commun, de contenance, en porte-à-faux des politiques migratoires actuelles pour tenter de leur offrir les conditions pour que leur histoire et leur place de sujet se logent quelque part. L'équipe doit inventer, parfois bricoler des modes d'accueil face à cette menace d'effacement du sujet. La prise en charge tente rassembler le chaos et le désordre causé par la situation d'exil. La Maison du Bébé remplit sa fonction de droits communs en étant un lieu partageable par tous. En dépit de ce qui est mise en œuvre à la Maison du Bébé, un sentiment d'impuissance et de détresse est ressenti face aux situations de ces mères et de leurs bébés. L'équipe est traversée par des moments d'intersubjectivité, des mouvements affectifs transférentiels et de contagion émotionnelle.

Accueillir le bébé est un choix par définition clinique et politique. Que deviendront ces enfants ? L'équipe de la Maison du Bébé se pose souvent cette question… Ces enfants, ce sont les adultes de demain, les futurs citoyens. Nous prenons le risque d'un désastre transgénerationnel. Il est important que les différentes instances gouvernementales soutiennent une réflexion sur la manière plurielle d'accueillir ces situations. Cette réflexion présente une dimension politique. Elle suppose des moyens financiers et matériels plus importants pour héberger ces femmes et leurs bébés, pour les services médico-sociaux qui les accompagnent dans l'acquisition d'une identité sociale et psychique et dans l'instauration d'un lien avec leur bébé. C'est la condition pour que ces personnes vivant dans des situations socialement et psychiquement difficiles soient considérées, au sens fort de ce mot, c'est-à-dire que l'on tienne compte d'elles et qu'on les estime.

Bibliographie

Bentata, H. (2014). « Trois femmes blessées… », Capogna-Bardet, G. (dir.) *Clinique du trauma.* Paris : Eres.

Brazelton, T.B. ; Koslowski, B. ; Main M (1974). The origins of reciprocity : the early mother- infant interaction. Lewis, M. ; Rosenblum, L. A. *The effect of the infant on its caregiver.* New York : Wiley.

Davoudian, C. (2012). « Penser une clinique de l'errance et de l'intersubjectivité ». *Spirale*, 41 (1).

Davoudian, C. (2012). *Mères et Bébés sans papiers*. Paris : Eres.

Douville, O. (2009). Que vaut le nom que je porte lorsque mes cultures se déchirent ? *Le Journal des psychologues,* 3(266).

Douville, O. ; Boukobza, C. (2012). *Clinique psychanalytique de l'exclusion*. Paris : Dunod.

Fassin, D. (2005). « Biopouvoir ou biolégitimité ? Splendeurs et misères de la santé publique, *Penser avec Michel Foucault*, *Théorie critique et pratiques politiques*. Paris : Karthala.

Guédeney, A. ; Charron, J. ; Delour, M. ; Fermanian, J. (2001). « L'évaluation du comportement de retrait relationnel du jeune enfant lors de l'examen pédiatrique par l'échelle d'alarme détresse bébé. », *Psychiatrie de l'enfant,* 1(44).

Interlogement 93, (2014). *La périnatalité et rupture d'hébergement en Seine-Saint-Denis,* Seine-Saint-Denis.

Keren, M. ; Feldman, R. ; Tyano, S. (2001). Diagnoses and interactive patterns of infants referred to a community-based infant mental health clinic. *Journal of the American Academy of Child & Adolescent Psychiatry*, 40(1).

Kristeva, J. (1987). *Soleil noir. Dépression et mélancolie.* Paris : Gallimard.

Kristeva, J. (1988 rééd.1991). *Étrangers à nous mêmes.* Paris : Fayard.

Planche, M. (2014). « L'errance des mères : du tri entre les situations aux registres de justification des orientations dans un contexte de maternité », *Pensée plurielle*, 35, 1.

Rechtman, R. (2010). « La psychiatrie à l'épreuve de l'altérité. Perspectives historiques et enjeux actuels », *Les nouvelles frontières de la société Française*. Paris : La Découverte.

Ricoeur, P. (1990). *Soi-même comme un autre*. Paris : Seuil.

Roussillon, R. (Septembre 1997). « L'errance identitaire » *dans Souffrance psychique, contexte social et exclusion*. Actes du colloque de Lyon Bron, ORSPERE.

Stern, D.N. (1989). « Les interactions affectives », Lebovici, S. ; Weil-Halpern, F. *Psychopathologie du bébé*, Paris : PUF.

Winnicott, D.W. (1952). L'angoisse liée à l'insécurité, *De la pédiatrie à la psychanalyse,* Paris, Payot.

Au cœur des familles

Sarah Halimi, Hélène Droulin[19]

Introduction

L'hôpital de Jour « Les Hirondelles » est une unité du pôle 93i05, dirigée par le Dr Pommepuy, située au sein de l'hôpital Ville Evrard[20], à Neuilly-sur-Marne. L'hôpital de jour accueille des enfants de deux à dix ans, présentant un trouble du spectre autistique, d'intensité sévère, avec le plus souvent une déficience intellectuelle associée.
Il est composé de trois unités différenciées : une unité dite « de petits », accueillant quatorze enfants, et deux unités dites « de moyens », avec dix et quatorze enfants chacune. Ils sont répartis dans ces unités de « moyens » en fonction de leur degré d'autonomie, évalué grâce à une échelle élaborée en interne, de l'existence ou non de troubles du comportement associés, et de leur projet personnalisé de soin (PPS).
Le travail à l'hôpital de jour s'inspire de plusieurs courants théoriques où se rejoignent le pédagogique, l'éducatif et le thérapeutique. Les approches sont multiples : psychodynamique, comportementale, développementale et systémique, dans une perspective globale de complémentarité. Les méthodes de communication alternatives et augmentées, comme le PECS (*Picture Exchange Communication System*) ou le MAKATON, sont

---

[19] Docteur Sarah Halimi, praticien hospitalier, Docteur Hélène Droulin, praticien hospitalier, Hôpital de Jour « Les Hirondelles », Secteur 93i05, EPS de Ville Evrard, Neuilly Sur Marne
[20] Établissement Public de Santé de Ville-Evrard, EPSVE

mises en place selon le projet de l'enfant. Le travail mené par l'ensemble de l'équipe est centré sur les enfants et leur famille ; le travail spécifique avec les familles est l'objet de cet article.

1. Le travail avec les familles dès les premières phases de l'admission

Les familles qui arrivent à l'hôpital de jour sont fragilisées, voire meurtries ; elles sont à un moment difficile de leur parcours : rencontre avec le système de soin, évaluation, annonce diagnostique, nécessité d'orientation et son corollaire, le renoncement à un chemin de vie ordinaire pour leur enfant. Mettre les parents au cœur du dispositif, dès l'admission, est une priorité. Ils ont besoin d'être intensément soutenus, et l'équipe de l'hôpital de jour a pour mission première de leur faire prendre conscience de leurs compétences, bien souvent oubliées par ces parents épuisés. Or, nous sommes convaincus que ce sont les parents qui sont « experts » de leur enfant, et que sans eux, nous ne pourrons efficacement traiter leur enfant.

C'est pourquoi, comme présenté dans *l'annexe N°1*, les parents sont des associés actifs à chaque étape du parcours de leur enfant au sein de l'hôpital de jour : admission, intégration, observation, prise en charge, élaboration du Projet Personnalisé de Soins, projet d'orientation et sortie.

Ainsi, les parents assistent au bilan d'admission de leur enfant, ils sont présents durant la période d'intégration (dans les transports, sur l'unité) et sont sollicités de façon cadrée et pensée pour nous aider à mieux appréhender le fonctionnement de leur enfant. L'idée générale est de créer un contexte propice à l'expérience, aux changements perceptifs, afin de favoriser la compréhension et l'accordage. Il n'existe pas un point de vue unique sur l'enfant ni une seule façon de faire, mais plusieurs, qui sont complémentaires.

a. Présence parentale durant le bilan :

Au moment de son admission, chaque enfant bénéficie d'un bilan fonctionnel (Batterie d'évaluation cognitive et socio émotionnelle [21] ou Profil psycho-éducatif) [22], d'un bilan psychomoteur et d'un bilan orthophonique. Les parents sont présents pendant chacun de ces bilans soit derrière un miroir sans tain si la séparation est possible, et ils sont alors accompagnés d'un soignant qui observe le bilan avec eux soit dans la salle de bilan avec le professionnel si la séparation est trop difficile. Les objectifs de cette présence parentale sont de partager les points de vue au sujet de l'enfant et de les faire coexister ; de considérer les parents dans leur légitimité et apprendre d'eux, de renforcer la confiance et l'alliance ; de dialoguer autour de la personnalité de l'enfant, de son développement et de sa pathologie. Ce dispositif rend plus transparente et intelligible la notion de bilan.

b. Présence parentale durant la période d'intégration :

Au sein de notre structure, il existe un protocole d'intégration de l'enfant dans son unité, qui est défini en termes de temps passé sur l'unité, du mode de venue (VSL[23], véhicule des parents), de présence des parents dans les transports ou sur l'unité, etc. un des moments de cette période d'intégration est la rencontre des parents avec les soignants référents de leur enfant. À peu près à mi-chemin de son intégration dans l'unité, l'enfant est accompagné par ses parents sur l'hôpital de jour, mais au lieu de rester avec lui sur l'unité, ils sont reçus par deux soignants, pour un entretien semi-dirigé. En effet, les équipes de l'hôpital de Jour ont élaboré trois

---

[21] Adrien, JL. (2008). Batterie d'Evaluation Cognitive et Socio Emotionnelle. Pratiques psychologiques et recherche clinique auprès des enfants atteints de TED.

[22] Schopler, E. (1994). Profil Psycho-Educatif Révisé. Evaluation et intervention individualisée pour enfants autistes ou présentant des troubles du développement.

[23] VSL, Véhicule Sanitaire Léger

questionnaires à destination des parents, afin que ces derniers nous aident à mieux comprendre leur enfant, à mieux appréhender ce qu'il nous montre dans trois domaines essentiels : l'alimentation, la douleur et le sommeil. Lors de ce rendez-vous, les parents transmettent à l'équipe des informations sur les habitudes de leur enfant en termes d'alimentation (en dehors de la question de la sélectivité éventuelle, il est important de savoir comment sont pris les repas à la maison, comment font les parents pour que l'enfant mange, etc.), en termes de sommeil (en dehors de la question primordiale des troubles du sommeil, savoir si l'enfant fait encore la sieste, comment il manifeste sa fatigue et/ou son envie de dormir, quel est le rituel d'endormissement, etc.). Concernant la douleur, nous accordons une attention toute particulière aux manifestations douloureuses chez nos patients, et qui mieux que les parents peuvent nous apprendre à « décoder » les manifestations algiques chez ces enfants ? Ainsi, nous demandons aux parents de nous préciser, en les différenciant si besoin, les manifestations constatées lors de traumatismes et celles repérées lors de douleurs internes type dentaire, douleurs abdominales, etc. La particularité de ce questionnaire est qu'il est « dynamique » et « partagé », car il est conçu de façon à recueillir, au cours du temps, les manifestations constatées par l'équipe, et ainsi les transmettre aux parents. Il s'agit donc pour l'équipe de mieux connaître l'enfant, d'améliorer la compréhension de certains comportements, mais aussi de renforcer la demande auprès des parents pour équilibrer les rapports.

2. Travail avec les familles durant toute la prise en charge de l'enfant

L'annexe N° 2 illustre le panel complémentaire de contextes proposé aux familles, en fonction du projet de chacun, de leurs questionnements et demandes, qui oscillent bien sûr au fil du temps. Ainsi, nous pouvons proposer aux parents des prises en charge groupales ou individuelles, à l'hôpital de jour ou chez eux, ponctuelles ou pérennes. Cependant, le postulat est que nous ne pouvons travailler sans les parents, ainsi, il leur est demandé de s'engager au minimum à venir aux entretiens familiaux mensuels.

En dehors des entretiens familiaux, des réunions de parents trimestrielles et des groupes « multifamilles » que nous allons détailler, nous proposons aux parents des groupes parents-enfants bimensuels, des visites à domicile, des thérapies parents-enfant, des accueils séquentiels au sein de l'Accueil Familial Thérapeutique du secteur, mais aussi tout autre dispositif singulier pensé avec les parents pour l'enfant : ainsi, une maman peut venir faire à manger sur l'hôpital de jour pour son fils très sélectif, qui ne mange qu'un type d'aliment, proposé d'une certaine manière, pour apprendre à l'équipe et aussi aider son enfant à généraliser. Une autre maman va participer à la phase I du PECS (Système de communication par échange d'images[24]) avec son enfant. D'autres vont participer à un groupe thérapeutique, etc.

a. Les entretiens familiaux

Ils sont mensuels, et permettent de faire le point avec l'équipe référente sur l'évolution de l'enfant, au regard de son projet. L'entretien est mené par le médecin référent de l'enfant, avec un des soignants référents de l'unité. Un interprète est présent pour les familles allophones.

Les objectifs de ces entretiens sont pluriels et définis. En premier lieu, il est nécessaire, voire essentiel, de tenir compte des attentes des parents et de les faire cohabiter avec celles de l'équipe, pour que le Projet de Soin Personnalisé soit « partagé ». Ainsi, les synthèses et les réunions d'équipe pour le PPS (Projet Personnalisé de Soins) sont préparées au

[24] Frost, LA., et Bondy, AS. (1998). Picture exchange communication system. *Semin Speech Lang*. 19(4), 373-88.

préalable avec les parents, puis les documents écrits sont remis et discutés avec les familles. Les entretiens familiaux servent aussi évidemment à évaluer les besoins d'accompagnement des parents, par l'assistante sociale notamment, mais aussi en termes de visite à domicile, etc. Enfin, ils permettent d'explorer les peurs et les demandes, en évitant la « contre-argumentation ».

b. Les réunions de parents trimestrielles

Par le passé, les rencontres avec les familles étaient informelles et aléatoires, au sens où elles n'étaient ni programmées sur l'année ni définies par des thèmes précis, ce qui avait pour conséquence de susciter une émotion des parents non contenue, massive, qu'on avait du mal à recevoir, ou au contraire évitée, à l'origine d'une méfiance et d'une incompréhension mutuelle. Le taux de participation était faible (20%) et les familles désinvestissaient ces rencontres au fil du temps.

Face à ce constat, il a été décidé de modifier la forme et le fond de ces rencontres, afin qu'elles deviennent des temps forts de la vie institutionnelle de notre hôpital de jour.

Actuellement, ces réunions de parents sont des rendez-vous trimestriels organisés et planifiés dès la rentrée de septembre, pour toutes les familles de l'hôpital de jour. Leur déroulé et contenu est pensé au préalable : elles débutent par un temps de discussion libre entre les parents, avec les équipes ou non, au sein de l'unité de vie de leur enfant. Puis, l'ensemble des parents se regroupe autour d'une présentation sur un thème prédéfini.

La première réunion de l'année, en octobre (pendant les vacances de la Toussaint), est consacrée à l'autisme et au travail mené à l'hôpital de jour. Parallèlement, un groupe est proposé pour les fratries, avec selon les années et en fonction des âges des enfants, un petit film sur l'autisme, une discussion, la visite de certaines salles de l'hôpital de jour

(salle de musique, salle Snoezelen[25]…), un jeu partagé avec les enfants autistes.
La deuxième réunion, en février, se déroule selon la même organisation pour les parents. La présentation traite de la scolarité des enfants. Il est question de l'intégration scolaire, de l'école au sein de l'hôpital de jour, des liens entre les deux. Sont présentées aussi les orientations possibles, en établissement médico-social. Des « parents témoins », dont les enfants ont quitté l'hôpital de jour, viennent partager leur expérience d'orientation, du temps où ils étaient sans solution avec leur enfant au domicile, et du moment où ils ont rencontré les possibilités et ressources auprès de l'hôpital de jour.
Enfin, début juillet se tient la dernière rencontre de l'année : la kermesse des « Hirondelles », pour toute la famille : parents, enfants, fratries. Des jeux sont organisés pour tout le monde, l'ambiance est festive et détendue. Nos partenaires : associations, prévention dentaire, nutrition, CRAIF (Centre Ressource Autisme Île-de-France), sont invités à tenir des stands et sont à la disposition des parents.
Nous notons un très fort taux de participation à ces rencontres trimestrielles, de plus de 80 % ; les parents se sentent aussi plus libres d'exprimer leurs ressentis lors de ces réunions. Que leurs attentes soient comblées ou non, les questions émergent plus facilement, parfois de façon différée dans les autres espaces groupaux ou individuels qui leur sont proposés.

c. Les groupes « multifamilles ».

L'idée de proposer des prises en charge multi-familles est récente dans l'histoire de l'hôpital de jour ; elles existent depuis 2018. Leur création vient d'un intérêt commun du

[25] Salle de stimulation multi sensorielle contrôlée, pratique visant à éveiller la sensorialité de la personne stimulée, dans une atmosphère sécurisante.

pôle pour le travail de Eia Asen et son ouvrage *« Multi Family-Therapy : concepts and techniques »*[26]. Les grands principes de la TMF sont présentés en *annexe n°3*.
Le principe est de proposer un espace à cinq, six ou sept familles, en même temps. Le nombre des séances est fixé à l'avance (quatre à cinq renouvelables) et rapproché (une par semaine) afin de travailler sur un même problème ou un même objectif. Le déroulement est le suivant : il y a une séance préparatoire (ou plus si besoin), avec les parents et les deux thérapeutes, au cours de laquelle sont définis les objectifs, les moyens et la gradation de leur mise en place. Il y a ensuite les séances « multi-familles » avec les parents, les enfants et les deux thérapeutes. Le setting primordial étant que *ce sont les familles qui aident les familles*, les thérapeutes étant périphériques, pour étayer ou stimuler.
Il y a eu plusieurs ateliers multi-familles au sein de l'hôpital de jour : autour des troubles de l'oralité, « la classe musée », « en sortie, je gère » « les repas partagés » et un projet autour du PECS.
Pour illustrer ce travail, voici un compte rendu de l'atelier « en sortie, que je gère ». Tout est parti du constat partagé par plusieurs mamans qu'il leur était extrêmement difficile de sortir avec leur enfant, que ce soit dans la rue, dans les magasins, ou dans les parcs. Il a donc été décidé de créer un groupe avec quatre mamans et quatre enfants réunis autour d'un même problème : les troubles du comportement en sortie. Il est à noter que trois d'entre elles sont des mères isolées, d'où l'absence de père. Les deux thérapeutes étaient un médecin et une infirmière de l'unité où étaient accueillis ces enfants (âgés de cinq à huit ans). Le cadre était le suivant : quatre séances, où la première sortie était dans le parc de l'hôpital, la deuxième dans un centre commercial en prenant le bus. La 3ème était de nouveau dans le parc de l'hôpital, car

---

[26] Asen, K.E., Scholz, M. (2010). *Multi-family therapy. Concepts and techniques*. London: Routledge.

un enfant était très mal et les mamans voulaient que tout le groupe participe. La quatrième séance a eu lieu au sein d'un restaurant, type fast-food, et s'est terminée au parc. Chaque séance dure deux heures, suivie de trente minutes de reprise. Le cadre posé est clair : ce sont les parents qui s'occupent des enfants, les thérapeutes restent en périphérie. Outre son efficacité évidente sur une situation particulière, cet atelier a permis plusieurs découvertes concrètes: les mères ont pu être en position de défendre les thérapeutes qui se faisaient insulter par les vigiles du centre commercial, les mères ont spontanément décidé de faire précéder ce temps par un repas entre elles, elles sont devenues « recruteuses » pour le groupe et d'autres à créer, et cela a permis une rééquilibration de la relation parents/équipe, augmentant ainsi la légitimité des messages. Et pour un enfant et sa mère, cela a définitivement changé leurs sorties à l'extérieur : cet enfant, âgé de cinq ans, ne pouvait sortir avec sa mère sans que cette dernière ne le porte ou le mette en poussette. Il n'y avait pas de problème avec les soignants de l'hôpital de jour. La situation devenait très difficile, d'autant qu'il y avait un petit frère. À plusieurs reprises cette question avait été abordée en entretien familial, sans solution efficace trouvée. Lors de la première sortie, l'enfant a fait ce qu'il faisait toujours avec sa mère : il a refusé de marcher, s'est laissé chuter au sol, s'est agrippé à sa mère. Et ce sont les autres mamans qui ont pris le relais, qui ont déployé leurs compétences : elles se sont occupées de ce petit garçon, l'ont fait marcher, l'ont soutenu tout en soutenant sa mère. Depuis, cet enfant marche sans problème avec sa mère, sans poussette, sans trouble du comportement. Pour laisser le mot de la fin à cette maman « ça ne sera plus jamais comme avant ».

3. Conclusion

À l'image de la prise en charge des enfants, plusieurs modèles théoriques coexistent pour les propositions faites

aux familles : le holding winnicottien[27], l'approche systémique, narrative, la psychoéducation, les outils éducatifs et comportementaux. Les parents s'engagent à un minimum de présence à l'hôpital de jour pour les entretiens familiaux ; ensuite, ils cheminent, s'investissent dans une ou plusieurs modalités de rencontres, au gré de leurs besoins, de leurs envies, du moment que leur enfant soit dans le parcours.
Le travail avec les familles s'articule autour de quatre idées principales : les parents sont des partenaires qui connaissent bien leur enfant ; ils sont souvent isolés, ils rencontrent les mêmes difficultés et l'entraide mutuelle constitue une force ; l'alliance avec les familles est indispensable pour l'évolution de l'enfant ; les parents sont libres de prendre à l'hôpital de jour ce qui leur correspond à un moment donné, avec des allers-retours, des détours et des pauses.
Un nouveau projet à venir émane des parents, pour les parents : un bureau des parents dans les locaux de l'hôpital de jour. Cette histoire n'a pas encore commencé. À suivre…

Annexes

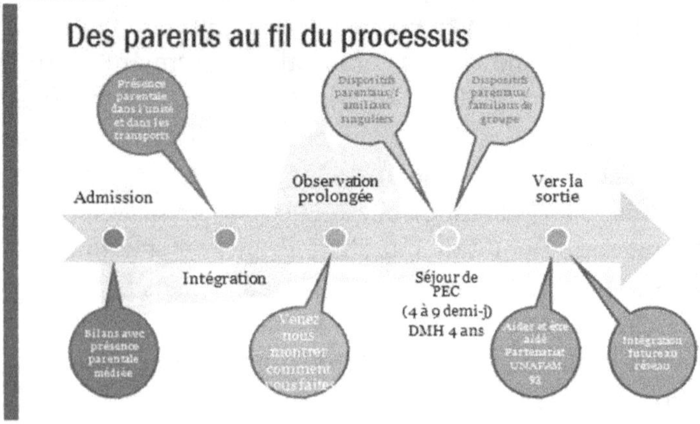

Annexe numéro 1

---

[27] Winnicott, D.W., (1956), « La préoccupation maternelle primaire », in *De la pédiatrie à la psychanalyse,* Payot, « Petite Bibliothèque Payot », Paris, 1975, 168-174.

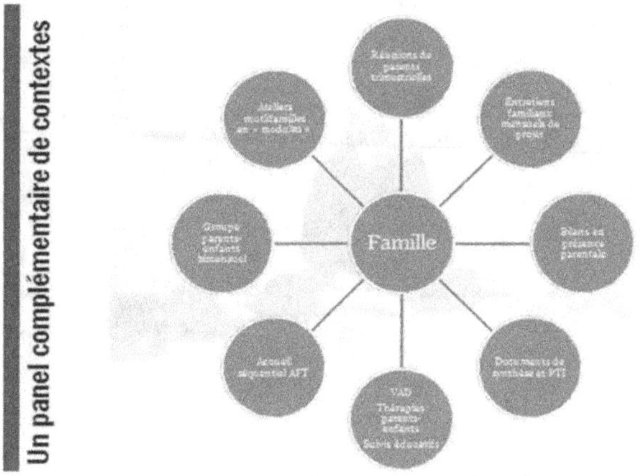

Annexe numéro 2

1 – créer de la solidarité	*On est tous dans le même bateau*
2 – dépasser la stigmatisation et l'isolement	*On n'est pas les seuls avec ces problèmes*
3 – susciter de nouvelles perspectives	*Je vois très bien ces choses chez eux, que je me cache à moi-même*
4 – apprendre les uns des autres	*J'aime bien la manière qu'ils ont de s'occuper de ça*
5 – voir son image reflétée par les autres	*On fait les choses exactement comme vous*
6 – utilisation positive de la pression du groupe	*On ne peut pas se défiler*
7 – soutien mutuel et reprise	*C'est dingue comment tu fais ça ! - comment tu trouves que je me débrouille?*
8 – découvrir les compétences et s'y appuyer pour construire	*Je peux faire plus que je ne le pensais, je ne suis pas complètement démuni*

9 – expérimenter la « permutation » de famille	*Je peux gérer d'autres enfants – j'apprécie la manière dont tes parents s'occupent de mon enfant*
10 – intensifier les interactions et les expériences	*Ce qui se passe ici, c'est comme dans une cocotte-minute*
11 – faire apparaître l'espoir	*Il y a une lueur au bout du tunnel, même pour nous*
12 – mettre en pratique de nouveaux comportements dans un lieu sécurisé	*On peut s'entraîner ici, même si parfois les choses vont mal*
13 – renforcer l'insight	*Je me vois d'une manière plus précise… et différente*
14 – promouvoir l'ouverture et augmenter la confiance en soi à travers les échanges publics et les interactions	*Personne ne nous surveille, on peut s'ouvrir*

Annexe numéro 3 : principes de la TMF,
Asen et Scholz, 2010

II

VERS DE NOUVELLES PRATIQUES

Innover, ou revisiter la pédopsychiatrie ?

Noël Pommepuy[1]

Le challenge de la pédopsychiatrie à l'aube des années 2020

La pédopsychiatrie, qui a connu son développement au cours des années 1970, puis un renforcement dans les années 1990, notamment par la publication de textes officiels de référence (comme la circulaire de 1992), vit un véritable défi depuis une dizaine d'années.

A. La demande

La banalisation du recours au soin psychique, couplée à des attentes très fortes des adresseurs et des parents, ont mené les listes d'attente et les files actives des CMP[2], CMPP[3] et autres consultations de pédopsychiatrie à être saturées (Sénat, 2017). Cette saturation a des effets dévastateurs, sur la dynamique de travail (par l'étirement dans le temps de prises en charge auprès de patients complexes et aux problématiques chronicisées), sur les équipes (par un sentiment d'impuissance et d'insuffisance de moyens) et sur l'image de la pédopsychiatrie en général (par le sentiment partagé des tutelles et des partenaires que nos services ne font pas leur travail).

---

[1] Noël Pommepuy[1] pédopsychiatre, chef de pôle. Secteur 93I05, EPS Ville Evrard, 202 avenue Jean Jaurès, 93332 Neuilly-sur-Marne cedex, n.pommepuy@epsve.fr

[2] Centre Médico-Psychologique.

[3] Centre Médico-Psycho-Pédagogique.

Mais la demande, si elle a évolué en quantité (Moro et Brison, 2016), elle a également changé dans sa forme. La demande de « réparation » des enfants ou de « pacification » est de plus en plus pressante, comme si les solutions réductionnistes pouvaient éviter la confrontation à la complexité inhérente à une problématique infantile, malheureusement toujours dimensionnelle, développementale et relationnelle.

B. Le contexte

Le contexte exerce également une pression sur notre profession. La chute de la démographie médicale, engendrée par la baisse du numerus clausus entre 1988 et 2008, se fait aujourd'hui douloureusement sentir par la vacance d'un grand nombre de postes, et la fermeture, en province, de nombreuses unités de pédopsychiatrie faute de médecins. La formation, l'expertise de la profession, et l'animation institutionnelle des services de psychiatrie en interne comme dans le réseau sont gravement compromises (Sénat, 2017 ; Moro et Brison, 2016).

La multiplication des courants théoriques désorganise l'offre de soins, induisant un phénomène de compétitivité entre des soins qui seraient vus comme « scientifiques donc efficaces » et des soins jugés « datés donc néfastes ». L'arrivée des neurosciences dans le champ de la santé mentale infantile vient renforcer l'idée d'une « réparabilité » de l'enfant dans une tradition galiéniste de la médecine. Cette suspicion à l'égard des soins dans les services de pédopsychiatrie trouve un écho dans les pouvoirs publics comme le traduisent les recommandations, rapports, missions d'investigation et autres outils certifiants. Il n'y a qu'un cheveu qui sépare la proposition de solutions perçues comme simples du côté des neurosciences, de l'idée que la pédopsychiatrie est saturée du fait de son entêtement à utiliser de mauvaises méthodes de soin (Chamak, 2010). Si une évolution des outils de soin

et leur enrichissement sont nécessaires, de tels raccourcis ne sont pas acceptables, car ils véhiculent des leurres, notamment pour les familles.
Le contexte d'exercice de la pédopsychiatrie rend cette dernière dépendante de son réseau et notamment l'état de celui-ci (Sénat, 2017). Les difficultés importantes que rencontre l'aide sociale à l'enfance, les problématiques de désertification de la médecine scolaire et de la protection maternelle infantile, la violence perçue au sein de l'institution scolaire (élémentaire et collège notamment) et la disparition d'associations d'insertion sociale reportent une grande partie de l'attente de solutions vers la pédopsychiatrie.
À l'instar de Robert Castel, qui requalifie le concept d'exclusion par le processus de désaffiliation sociale autour de deux axes d'intégration, le travail et les relations, on pourrait supposer que le véritable enjeu de pédopsychiatrie de 2020 se trouve dans les effets de la désaffiliation des enfants et des familles à l'égard de l'intégration scolaire et des relations dans les différents systèmes d'appartenance (Fastrès et Servais, 2012). Ils sont le mécanisme à l'œuvre dans le changement des conditions de notre exercice autant que l'objet de notre intervention par l'influence déterminante qu'ils ont sur la psychopathologie des enfants et les conditions de vie de leurs familles.

Une troisième voie face à la crise

Face à cette crise de la profession et aux défis qu'elle suppose, deux tendances naturelles pourraient s'imposer au pédopsychiatre :

- Partir arpenter le terrain pour activer le réseau des partenaires naturels de la pédopsychiatrie : réunions d'équipe de suivi de la scolarité, réunions de concertation, réunion de prévention, réunion pluri professionnelle, médiation inter institutions... Autant de moyens forts utiles et nécessaires qui font la richesse de notre discipline mais qui, dans le contexte actuel, s'avèrent, sinon vains, au moins terriblement chronophages (au point de rendre vrai l'adage selon lequel, en pédopsychiatrie, pour une heure de consultation auprès de l'enfant, il faut compter deux heures de réunion, d'appels téléphoniques et de concertation). Si l'exercice conduit à la pérégrination dans le réseau, il peut amener, du fait de l'aspect de plus en plus multi problématique des situations qui nous arrivent, à l'épuisement et à la désertion des locaux du CMP…

- Ou bien restreindre les missions de la pédopsychiatrie en tentant de retrouver un cœur de métier, à savoir les cas « purement » (et utopiquement) pédopsychiatriques, et se concentrer sur l'évaluation et l'orientation vers d'autres secteurs de prise en charge (médico-sociaux, rééducatifs, libéraux, pédiatriques, pédagogiques ou sociaux) perpétuant la compartimentation de la clinique et de la prise en charge entamée ces dernières années.

Il apparaît cependant qu'une troisième voie est possible. Elle consiste à sortir de nos murs et à pratiquer la co-intervention auprès de nos patients et de leurs familles avec d'autres professionnels issus de nos réseaux. Cette voie, qui pourrait être perçue comme innovante par les tutelles, tire ses fondements de travaux de nombreux pionniers de la psychiatrie de l'enfant et de l'adolescent. Elle aboutit à la création de vrais dispositifs pertinents et efficients au service de nos patients tout en permettant un exercice en dehors des lieux de soins, qui associent efficacement des professionnels d'autres champs dans le « faire ensemble » (plus qu'en réunion de concertation qui, parfois, conduit à des incompréhensions tant les objectifs, les types d'exercice et les réalités sont cloisonnés, voire clivés une fois la réunion finie). En outre, ils s'avèrent être, lorsque bien pensés, de véritables outils de la psychiatrie au service de la communauté et secondairement du lien social. Celui-là même qu'on nous demande vainement de panser, nous pouvons l'utiliser comme un appui pour la croissance des individus et des relations. C'est cette réflexion qui nous a menés à penser et expérimenter des unités ou des programmes de soins interdisciplinaires et/ou inter institutions. Nous allons les développer selon trois dimensions :

- Pédopsychiatrie et pédiatrie
- Pédopsychiatre et Éducation Nationale
- Pédopsychiatre et médico-social

Et nous mettrons chaque fois en lumière le contexte qui a conduit à l'initiative, les modalités pratiques et les enjeux de tels dispositifs.

A. Allier pédopsychiatre et pédiatrie au service des Troubles des Conduites Alimentaires (TCA)

Nous appuyant sur des liens solides développés depuis trente ans entre notre service et le service de pédiatrie de l'hôpital général voisin au travers de l'activité de liaison, nous avons commencé à y accueillir de jeunes patientes souffrant d'anorexie au milieu des années 2000. Les soins comprenaient initialement les soins pédiatriques en hospitalisation, l'accompagnement pédopsychiatrique et psychologique individuel, les familles étant adressées à l'unité de thérapie familiale sectorielle voisine. Le constat était que d'une part, les hospitalisations étaient longues, difficiles, marquées par des conflits, et souvent peu efficaces, et d'autre part trop peu de familles franchissaient les cinq cent mètres qui séparaient l'hôpital de l'unité de thérapie familiale. Quand elles y venaient, elles semblaient perdues, demandeuses de conseils pratiques sur le plan nutritionnel, laissant le thérapeute perplexe. Il était coutume

de les trouver « clivantes », disqualifiantes ou démissionnaires. Elles étaient régulièrement en demande d'un lieu spécialisé, demande qui nous renvoyait bien souvent à notre vécu d'inutilité.
Insatisfaits de cette situation, nous avons cherché, avec l'équipe de pédiatrie, un modèle qui n'aurait pas le défaut de séparer les espaces. Après un long processus de recherches et de visites, nous avons choisi d'ouvrir en janvier 2018 un hôpital de jour (HDJ) de pédiatrie, basé sur le modèle de l'hôpital Maudsley. Dans cet hôpital, au milieu des années 1980, s'est développée une approche de soins ambulatoires basée sur la famille. Elle s'est professionnalisée en y intégrant la pédiatrie et en se plaçant en alternative à l'hospitalisation, puisque ce sont les parents qui assurent la réalimentation au domicile avec l'appui des thérapeutes. C'est aujourd'hui l'approche qui a le plus haut niveau de preuve dans les TCA de l'adolescent, avec des rémissions à long terme qui se stabilisent plus qu'avec les autres modalités (Couturier et coll., 2013).
Notre équipe est donc une équipe mixte implantée en pédiatrie dans un hôpital général. Elle se compose de deux pédiatres, de deux psychiatres, d'une psychologue-thérapeute familiale, d'une psychologue pour les thérapies individuelles, d'une psychomotricienne et d'une diététicienne. Toute cette équipe, à temps très partiel et mise en place à budget constant, s'appuie sur les ressources infirmières de la consultation de pédiatrie. Les soins comprennent deux lignes : la première est constituée d'une thérapie familiale spécialisée, associée à un suivi pédiatrique rapproché et un appui diététique ; la seconde est constituée des soins individuels (psychothérapie, psychomotricité, pharmacothérapie) et de la thérapie multifamiliale. L'équipe travaille en étroite collaboration tout au long du processus de soin : dans la phase initiale, pédiatres, thérapeutes familiaux, psychiatre et diététicienne entourent la famille dans la restauration du poids. Ce sont

ensuite psychiatre, thérapeutes familiaux, et thérapeutes individuels qui se coordonnent dans le travail d'autonomisation mutuelle de la patiente et de sa famille (Eisler et coll., 2016). Depuis le début de l'année 2019, des soins complémentaires sous la forme d'une thérapie multifamiliale intensive, sont proposés. Six à huit familles bénéficient d'un programme de douze jours pleins (quatre jours contigus initiaux puis un jour par mois pendant neuf mois) au cours desquels ils partagent leur expérience, apprennent de nouvelles stratégies, revisitent leurs relations et se soutiennent mutuellement. Ce travail se fait au sein d'ateliers ludiques et réflexifs, de groupes scindés (pères en parallèle des mères, en parallèle des patientes), de grands groupes et de repas pris en commun (trois fois dans une journée) (Fairbain et Eisler, 2007).

Dix-huit mois après l'ouverture, nous avons déjà accueilli quarante patients. Seuls 20% d'entre eux ont eu besoin d'une hospitalisation pédiatrique (Pommepuy et coll., 2019). Mais il ne faut pas oublier les écueils d'un tel dispositif. Ce modèle est économiquement utile pour les patients, les familles (réduisant la iatrogénie et les conséquences psychologiques de la maladie sur l'entourage), mais il l'est aussi pour la CPAM,[4] car un parcours de soin dans ce circuit coûte 13 700 € contre 32 700 € quand il passe par de l'hospitalisation conventionnelle (40% des patientes passent en moyenne cent vingt-six jours à l'hôpital dans tous les pays d'Europe). Cependant, le modèle économique de l'hôpital étant basé sur le prix de journée de l'hospitalisation, notre HDJ a été jugé non viable sur le plan financier car « ne dégageant pas assez de bénéfices » (sic). L'autre enjeu est d'établir une coopération entre hôpitaux ; elle va au-delà des soignants puisqu'elle inclut les personnels administratifs. Ces derniers sont essentiels pour déterminer qui fait quoi et qui

[4] Caisse Primaire d'Assurance Maladie.

est responsable de quoi, sur tout un tas de petits détails (commandes, conventions, informatique…) sans quoi nous ne pouvons travailler. Enfin, quand un tel modèle est adopté, ce sont nos paradigmes qu'il faut changer : faire réellement confiance à son collègue pour n'exercer que notre propre compétence qui sera complémentaire de la sienne (le pédiatre ne doit pas faire le psychiatre et vice versa…), penser que plus de choses doivent se passer en ambulatoire (même quand c'est risqué) et moins en hospitalisation, et faire réellement confiance aux familles. Finalement, notre travail d'équipe est renforcé par le projet d'équipe et l'unité de lieu, les principes essentiels étant : les temps interstitiels de concertation, l'accordage des professionnels autour des messages, et la complémentarité de leurs actions et la co-intervention. Ainsi, il est fréquent que le pédiatre vienne donner les conclusions de son examen au début de la séance de thérapie familiale qui suit, afin que les thérapeutes travaillent les aménagements qui en découlent, avec la famille. Les premiers retours des familles font état d'un sentiment de soutien effectif et de collaboration renforcée de l'équipe autour de leur situation. Un travail de thèse de médecine est en cours sur la base d'une recherche qualitative de l'expérience des familles.

B. Allier pédopsychiatrie et Éducation nationale

Depuis plusieurs années, la prévalence des troubles des conduites en milieu scolaire élémentaire ne cesse de croître, supplantant le trouble oppositionnel avec provocation dans les demandes de consultation ou les sollicitations de partenaires chez les enfants de moins de douze ans. Ce sont souvent des situations qui, si elles profitent d'interventions simples lorsque l'enfant est à l'âge de l'école maternelle, deviennent complexes et multi problématiques une fois le parcours scolaire entamé en école élémentaire. Une étude naturaliste sur notre secteur a révélé ainsi que plus de la moitié de ces situations bénéficiaient d'une mesure

d'AEMO[5]. Notre expérience a par ailleurs montré la difficulté des pédopsychiatres dans cette problématique, pris en étau entre des écoles et enseignants épuisés voire rejetants, et des parents sans demande de soin qui reportent la faute sur l'école. Sans compter qu'à part assurer de notre soutien en réunion d'équipe de suivi de la scolarité, les soins que nous proposons s'avèrent limités (groupes thérapeutiques « explosifs », thérapie individuelle peu mobilisatrice quand l'enfant obtient l'attention exclusive, consultations familiales émaillées de nombreuses non venues…).
Au milieu des années 1970, Eia Asen et Alan Cooklin ont revisité les modalités de prise en charge des enfants avec troubles du comportement accueillis dans leur HDJ à Marlbourough (Londres). Rejetés de toutes les écoles, agités et perturbateurs, ces enfants mettaient à mal toutes les prises en charge hormis le groupe où leurs parents étaient accueillis. Au travers de travaux audacieux de cette époque sur la thérapie de réseau (Speck et Attneave, 1973), sur le travail des communautés thérapeutiques et de la psychiatrie sociale (Jones, 1968), ainsi que sur les problématiques rencontrées par les familles pauvres et stigmatisées (Minuchin et coll., 1967), Asen et Cooklin ont bâti un modèle de prise en charge multifamilial, associant parents, enfants, thérapeutes et enseignants dans une unité de lieu et de temps constituant ainsi une école « familiale » collaborative (Asen et coll., 2001). Considérant que l'institution entretient en soi les germes de l'exclusion (Elizur et Minuchin, 1989), ils ont ensuite développé des classes parentales sur le même modèle, au sein d'écoles ordinaires (Dawson et McHugh, 2018).
Après plusieurs mois de concertation sur une des circonscriptions de notre secteur, tout d'abord avec l'inspecteur d'Éducation nationale, le médecin scolaire, la

[5] Aide Éducative en Milieu Ouvert.

psychologue scolaire, le conseiller à la scolarisation, puis avec les directeurs d'élémentaire, nous avons convenu d'une expérimentation. Il s'agira de conduire un projet de classe parentale dans quelques mois sous la forme suivante :

- Au sein d'une école élémentaire
- Un groupe de six à huit enfants de moins de huit ans, déterminé par le directeur
- Les parents auront été rencontrés par le directeur et l'équipe pour présenter le projet, visant à travailler avec eux pour maintenir la bonne scolarisation de leur enfant
- Programme de douze semaines
- Sur une plage de trois heures, pendant le temps scolaire, une fois par semaine
- Un travail collaboratif comprenant :
    - Un petit temps pédagogique mené par un enseignant volontaire de l'établissement, en présence des parents
    - Puis des temps d'atelier multi familles, conduits par notre équipe autour des difficultés de ces enfants à l'école et des ressources parentales
    - Avec un suivi régulier et réaliste des progrès de l'enfant entre les parents et l'enseignant de la classe d'origine de l'enfant

Des expérimentations déjà menées dans de nombreux pays d'Europe (Angleterre, Danemark, Allemagne, Suisse), ainsi qu'un premier test mené il y a quelques mois à Créteil par une équipe partenaire, nous pouvons envisager que les troubles des enfants évolueront favorablement sous l'auspice d'une collaboration entre la famille, l'école et les thérapeutes, mettant fin à l'écartèlement que l'enfant vit dans les allégations réciproques de responsabilité qui aggravent son conflit de loyauté (Morris et coll., 2014). Évidemment, cela ne se fait pas sans la volonté de notre part de nous attaquer au fonctionnement administratif cloisonné de la France. N'oublier aucun acteur décisionnel (la mairie par exemple, qui est propriétaire des murs des écoles), et associer d'emblée et préventivement celui qui serait amené à l'être (la circonscription de service social et l'ASE[6], par la voie du conseil départemental), sont les clefs de la réussite d'un tel projet. Ce sont aussi des choix éthiques qu'il faut assumer : accepter d'aller « au-devant de » plutôt que d'attendre que l'on vienne « vers nous » dans nos centres, mettre des moyens sur des situations pas encore signalées au CMP alors que nous n'en avons pas assez pour traiter les cas complexes qui embolisent nos files actives, et enfin, changer notre logiciel de soignants en décidant de « travailler avec » les familles et non pas en les soignant.

C. Allier Pédopsychiatrie et secteur médico-social : prise en charge des troubles du comportement dans l'autisme avec déficit intellectuel

Depuis plus de dix ans, une logique d'opposition du secteur sanitaire et du secteur médico-social (SMS), a été portée par les pouvoirs publics dans le domaine de l'autisme, impulsion fortement soutenue par certaines associations antipsychiatrie (Constant, 2008 ; Sénat, 2017 ; Chamak, 2010). Force est de constater que d'une part ce mouvement a généré de la défiance, et que d'autre part, seuls les patients autistes sans déficit sont les grands gagnants du 3e plan autiste. La population des sujets autistes avec déficit intellectuel reste la grande oubliée de la création de structures médico-sociales, de surcroît quand elle présente des troubles du comportement (Constant, 2018).

---

[6] Aide Sociale à l'Enfance.

Les relations entre SMS et pédopsychiatre ont toujours été variées et dépendantes d'historiques territoriaux et d'acculturation autour des représentations de chacun de ces secteurs (Constant, 2008). Parfois, on travaillait dans une logique « avant/après », le sanitaire prenant en charge les patients avant de les orienter vers le médico-social, un suivi psychiatrique se maintenant de façon aléatoire. D'autres fois, et cela entre pleinement dans la logique des ARS, malgré leur mandat initial de rapprocher les deux secteurs, on travaillait dans une logique du « ou », c'est-à-dire organisant les filières de patients de manière cloisonnée, soit vers le secteur sanitaire, soit vers le SMS.
Nous défendons la logique mise en œuvre par certains de nos anciens, dont Constant et Misès, du « et ». Elle signifie établir une complémentarité d'offre entre les deux secteurs, dépendant mutuellement l'un de l'autre, tout au long du parcours de prise en charge du patient. Elle est plus que jamais actuelle.
Au sein de notre secteur, nous nous appuyons sur un réseau partenarial entre notre HDJ spécialisé depuis vingt ans dans l'autisme et les établissements médico-sociaux implantés sur les communes du secteur et prenant en charge des enfants et adolescents autistes. Nous avons besoin de ce SMS pour assurer à nos patients des prises en charges adéquates. Mais bien souvent, ils craignent de s'engager du fait du risque de survenue de troubles du comportement dans des situations d'autisme avec déficit, les plus complexes. Cette réticence s'explique par l'absence de psychiatres en SMS du fait de la chute démographique depuis plusieurs années, de l'absence de connaissance des recours par le turn-over des équipes de direction, et par l'absence de mise à niveau de la formation de la plupart de leurs équipes. La nécessité est donc d'apporter un appui, mais celui-ci s'avère difficile à mettre en œuvre en CMP quand le pédopsychiatre n'est pas spécialisé et qu'il n'a pas de moyen d'observation autre qu'un espace de consultation.

Pour cette raison, à l'instar des unités mobiles interdépartementales créées par le 2e plan autisme, nous envisageons de mettre en œuvre une équipe mobile « mixte » pour évaluer les troubles du comportement des enfants et adolescents autistes avec déficit accueillis en établissement médico-social. Celle-ci serait constituée pour moitié de professionnels spécialisés de notre secteur, et pour moitié de professionnels du SMS motivés par cette mission. Son rôle serait d'établir un partenariat avec l'établissement adresseur et la famille de l'enfant pour les associer à la démarche d'évaluation, par le biais de visites sur site, de téléconsultation et de téléréunion. Un parent « expert » de notre HDJ pourrait permettre de consolider l'alliance avec le parent de l'enfant adressé, bien souvent angoissé par le risque d'exclusion de son enfant de la structure d'accueil du fait de ses troubles. Si nécessaire, l'équipe mobile préparerait l'évaluation au sein de notre HDJ, évaluation pluri professionnelle à laquelle assisterait l'équipe d'adressage et la famille et orientée selon : les problématiques de sommeil, somatiques, sensorielles, fonctionnelles, relationnelles et développementales (Masse et Rolland, 2011 ; Pommepuy, 2018). Une fois l'évaluation réalisée, l'équipe accompagnerait famille et professionnels de la structure d'origine dans la mise en œuvre des préconisations en adéquation avec le milieu.
Ce modèle a le mérite de faire travailler ensemble tous les acteurs, et d'envisager la diffusion de pratiques et de savoirs entre les deux secteurs, ainsi que de mettre en valeur les savoirs implicites des familles. Cependant, il ne trouve à ce jour aucune case juridique propice à son financement, car les mises à dispositions de personnels sont complexes, tout comme les solutions de gestion de type groupement de coopération sanitaire et médico-social, qui oblige hôpitaux et SMS à partager des finances. En outre, les nouveaux modes de financement, type Article 51 de la loi de financement de la sécurité sociale de 2018, ou bien les

appels à manifestation d'intérêt de l'ARS[7], sensés assurer une liberté d'innovation, sont en réalité des carcans dont les règles, méconnues, ne correspondent pas au projet.

3. Conclusion

Dans ses débuts, la pédopsychiatrie a montré sa capacité à inventer des dispositifs de soins originaux, qui ont progressivement rejoint un modèle adopté par tous et entériné par la circulaire de 1992, organisant les structures autour des CMP, CATTP[8], HDJ et unités d'hospitalisation temps plein. Ce modèle, qui a structuré l'exercice de notre discipline pendant trente ans, est sérieusement mis à mal depuis une dizaine d'années du fait d'évolutions inhérentes à la société, en même temps que le renouvellement des générations de pédopsychiatres ne s'est pas opéré faute de médecins formés.

Plus qu'innover, grand mot à la mode dans les tutelles, il faut revisiter l'essence même de la pédopsychiatrie, de ses expérimentations passées, de son ancrage sur un territoire et auprès de ses partenaires de réseau pour penser une transformation de nos dispositifs de soin. Cette crise peut être propice à la mise en place d'espaces de travail concomitants, collaboratifs et transinstitutionnels. Les expériences menées et à venir dans notre service prouvent que les différents secteurs touchés (pédiatrie, Éducation nationale, médico-social) ont une réelle envie de nous accompagner dans une créativité efficiente. Cette dernière ne sort pas de nulle part, elle se nourrit de celle de nos aînés et pionniers de la discipline pour proposer des outils à la mesure des enjeux d'aujourd'hui. C'est à ce tournant que nous attendons les tutelles, car il est plus que jamais nécessaire que se lèvent les barrières administratives à la mise en œuvre de tels projets. C'est au tour des

[7] Agence Régionale de Santé.

[8] Centre d'Accueil Thérapeutique à Temps Partiel.

gestionnaires de la santé de se montrer créatifs et accompagnants pour sortir d'un modèle désespérément hospitalier de la santé, qui structure encore les finances de nos établissements.

Références

Sénat. (2017). *MISSION D'INFORMATION SUR LA SITUATION DE LA PSYCHIATRIE DES MINEURS EN FRANCE.*

Moro, M.-R., & Brison, J.-L. (2016). *Rapport Mission Bien-Être Et Sante Des Jeunes.*

Chamak, B. (2010). Le militantisme des associations d'usagers et de familles : l'exemple de l'autisme. *Sud/Nord, 25*(1). https://doi.org/10.3917/sn.025.0071

Fastrès J, Servais E. (2012). Des jeunes désaffiliés. *Carnet* (6), 1-6.

Couturier, J., Kimber, M., & Szatmari, P. (2013). Efficacy of family-based treatment for adolescents with eating disorders: A systematic review and meta-analysis. *International Journal of Eating Disorders, 46*(1), 3–11. https://doi.org/10.1002/eat.22042

Eisler I, Simic M, Blessitt E, Dodge L and Team (2016). *Maudsley Service Manual for Child and Adolescent Eating Disorders. Revised.* London : King's Health Partners

Fairbain, P., & Eisler, I. (2007). INTENSIVE MULTIPLE FAMILY DAY TREATMENT: CLINICAL AND TRAINING PERSPECTIVES. In : COOK-DARZENS S (dir.), *Thérapies Multifamiliales. Des groupes comme agents thérapeutiques.* (pp. 1–37). Ramonville-Saint-Agne: Erès.

Pommepuy N, Dereux A, Chevet F, Gibert A, Belien-Pallet V, de Pontual L. (2019, sept). *Implementation of Maudsley FBT Model in France: 16 Months Later in a Pediatric Day Hospital.* Poster présenté à Eating Disorders: a transdisciplinary approach to understanding and care. ECED, Paris.

Speck RV, Attneave CL. (1973). *Family Networks. A New Approach to Family Problems*. New York: Pantheon Books.
Jones M. (1968). *Social Psychiatry in Practice. The idea of the therapeutic community*. Baltimore: Penguin.
Minuchin S, Montalvo B, Guerney BG Jr et al. (1967). *Families of the slums: an exploration of their structure and treatment*. New York: Basic Books.
Asen E, Dawson N, McHugh B. (2001). *Multiple Family Therapy: The Marlborough Model and Its Wider Applications*. London: Routledge.
Elizur J, Minuchin S. (1989). *Institutionalizing madness. Families, therapy and Society*. New York: Basic Books.
Dawson N, McHugh B. (2018). Parents and children: participants in change. In Dowling E &Osborne E (dir.) *The family and the school.* London: Routledge.
Morris E, Le Huray C, Skagerberg E, Gomes R, Ninteman A. (2014). Familes changing families: the protective function of multi-family therapy for children in education. *Clinical Child Psychology and Psychiatry*, 19(4), 617-632. Doi:10.1177/1359104113493429.
Constant J. (2008). QUEL AVENIR POUR LES RAPPORTS ENTRE ÉQUIPES PSYCHIATRIQUES ET MÉDICO-SOCIALES ? *Enfance &Psy,* 40(3), 100-108. Doi : 10.3917/ep.040.0100
Constant J. (2018). Les derniers de la cordée des TSA. *L'information Psychiatrique,* 94(8), 639-641. Doi : 10.1684/ipe.2018.1855
Masse A, Rolland M (2011). *L'analyse fonctionnelle progressive et le traitement pharmacologique chez les enfants et adolescents TED en rupture de fonctionnement*. Conférence, Rivière-des-Prairies.
Pommepuy N. (2018). Pharmacothérapie des troubles du comportement dans l'autisme avec déficit intellectuel Démarche clinique pour le prescripteur. *Information Psychiatrique,* 94(6), 485-499. Doi : 10.1684/ipe.2018.1830

La transition de l'adolescence à l'âge adulte, maillon faible des parcours de soin en psychiatrie ?

Dr Jean-Pierre BENOIT[9],
Dr Évelyne LECHNER[10]

Introduction

Les soins psychiatriques publics sont organisés en secteurs, de psychiatrie générale pour la prise en charge des adultes, de psychiatrie infanto-juvénile pour les enfants et les adolescents. En pratique clinique, un certain nombre de patients pris en charge à l'adolescence nécessitent que leurs soins se poursuivent à l'âge adulte.

Les services de pédiatrie spécialisés dans les maladies rares (Lupus, diabète, drépanocytose…) ont été très tôt confrontés à cette question. Ils parlent de *« transition adolescent/adulte »*, ou bien de prise en charge du *« continuum adolescent adulte » (Picherot, 2017)*. Des relais doivent ainsi être construits entre services de psychiatrie infanto-juvénile et services adultes pour garantir ce que l'on nomme aujourd'hui un *« parcours de soin sans rupture »*. Dans cette optique, et conjointement, services adulte et services de pédopsychiatrie doivent assurer ce passage qui a été dénommé *« continuum »* ou *« transition »* adolescent-adulte.

---

[9] Psychiatre, Chef de pôle du secteur de psychiatrie infanto-juvénile de Saint-Denis.

[10] Psychiatre, Chef de pôle du 18ème secteur de psychiatrie générale de Seine-Saint-Denis.

Ce passage n'est pas simple. Il se présente comme une zone grise mal balisée qui soulève différentes questions. À quel âge doit-il avoir lieu ? Pour quels patients ? Et comment l'organiser ? Pour éviter des interruptions de suivi, des mesures spécifiques doivent être envisagées autour de cet âge charnière.

À quel âge peut-on être considéré comme étant un adulte ?

La borne basse de l'adolescence est relativement facile à définir. Classiquement, on considère qu'elle débute lors de la puberté. Les remaniements biologiques entraînent des modifications corporelles qui transforment rapidement un corps d'enfant en corps d'adulte. Simultanément, un processus psychique s'enclenche pour adapter le fonctionnement psychique au nouveau statut symbolique que représente l'état adulte. Ce processus psychique est appelé processus adolescent, que Philippe Gutton avait nommé « le pubertaire ».

La borne haute de l'adolescence est par contre nettement moins facile à définir. On observe depuis les années 70 une désynchronisation des repères qui autrefois signaient la fin de l'adolescence. La fin des études ne correspond plus au début de la vie professionnelle. Le départ du domicile parental n'est pas suivi d'une installation en couple. Les premières relations sexuelles ne correspondent pas à la naissance d'un enfant, etc. Dès lors, à quel âge décider qu'un suivi psychiatrique ne relève plus de la pédopsychiatrie, mais de la psychiatrie adulte ?

Loi de santé et âges de prises en charge

Si les textes fondateurs du secteur avaient fixé la limite basse de prise en charge en secteur adulte à 16 ans, très vite la circulaire du 9 mai 1974 [11] signée par Michel

[11] Circulaire DGS 892 MS 1 du 9 mai 1974.

Poniatowski, ministre de la Santé, commentait cet âge charnière. *« L'âge limite des enfants pris en charge par les équipes de pédopsychiatrie doit être apprécié avec souplesse. La limite règlementaire de 16 ans ne doit pas constituer un obstacle à ce que des enfants plus jeunes soient reçus dans des structures dévolues aux adultes et surtout à ce qu'au-delà de 16 ans, les adolescents soient encore traités par les équipes de psychiatrie infantile. L'avis technique des médecins responsables doit ici prévaloir sur toute autre considération. En ce domaine comme en d'autres, la décision sera prise par accord mutuel entre l'équipe de psychiatrie infantile et l'équipe de psychiatrie générale concernées ».*

Depuis, l'offre de soins en faveur des adolescents s'est enrichie de nouveaux dispositifs, par la création de CATTP [12] dans les années 90 puis depuis 1999 par l'ouverture des Maisons des Adolescents.

Dernièrement, le cahier des charges des Maisons des adolescents dites de *« deuxième génération »* publié en novembre 2016 propose les limites suivantes : *« L'adolescence est ici entendue comme une période de vie s'étendant de 11 à 21 ans, pouvant se prolonger jusqu'à 25 ans suivant les projets des Maisons des adolescents. »*[13]

Ainsi, les Maisons des adolescents ont pour mission de couvrir largement l'âge du passage adolescent-adulte. Mais leur mission n'est pas de mettre en place un soin puisque le texte recommande qu'elles évaluent les difficultés de l'adolescent pour l'accompagner vers un lieu de soin si nécessaire. Elles doivent donc s'articuler avec les CMP de psychiatrie adulte lorsque l'adolescent majeur a besoin de soins.

L'âge de 16 ans est une limite qui amène différentes réflexions. L'insuffisance d'équipement en lits

[12] CATTP : Centre d'activités thérapeutiques à temps partiel

[13] http://circulaire.legifrance.gouv.fr/pdf/2016/11/cir_41542.pdf

d'hospitalisation temps plein pour adolescent oblige à hospitaliser les adolescents mineurs en service adulte en cas d'urgence. Il convient de rappeler qu'un service adulte ne peut pas refuser un adolescent mineur en urgence. Ainsi, fixer cette limite comme limite basse permettant d'hospitaliser en urgence est utile et les pédopsychiatres y tiennent pour éviter de se voir refuser une place si besoin. Mais chacun s'accorde à reconnaître que de telles hospitalisations sont dommageables. Elles confrontent l'adolescent et sa famille trop brusquement aux représentations de la maladie mentale des adultes, effraient et compromettent parfois l'accès aux soins, et l'alliance thérapeutique. On recommande donc au décours de l'admission de rechercher un service adolescent adapté si les soins doivent être poursuivis.
Pour permettre plus largement aux adolescents de bénéficier de prise en charge en pédopsychiatrie, certains rapports ont recommandé de déplacer cette limite historique de la pédopsychiatrie fixée à 16 ans à l'âge de la majorité. Par exemple, le rapport Moro-Brison[14] *« Mission bien-être et santé des jeunes »* publié en 2016 préconise que la pédopsychiatrie étende ses services jusqu'à 18 ans.

Évaluation des besoins de transition

Au sein de la consultation pour adolescent du secteur de Saint-Denis (Seine-Saint-Denis), le pic de demandes se situe autour de 15 ans. 55 % des adolescents ont moins de 16 ans, 40 % sont âgés de 16 à 20 ans et 5 % plus de 20 ans. Dans la littérature, différentes études ont cherché à caractériser l'évolution des troubles psychiatriques de l'enfance à l'âge adulte (Rutter et al., 2006 ; Costello et al., 2003 ; Kim-Cohen et al., 2003). Elles ont montré que ces

---

[14] https://www.ladocumentationfrancaise.fr/var/storage/rapports-publics/164000747.pdf

évolutions étaient hétérogènes et pouvaient se figurer en trois grandes modalités d'évolution :

- Un pourcentage de troubles apparait et disparait avec l'adolescence.
- Une autre partie des troubles débute à l'adolescence et se poursuit à l'âge adulte.
- Enfin, une partie débute dans l'enfance et se poursuit au long cours, à l'adolescence et à l'âge adulte.

Ces profils évolutifs recoupent certaines catégories cliniques

✓ **Les états limites**

Ces adolescents présentent des troubles émotionnels ou affectifs sévères, souvent référables à un fonctionnement psychologique limite. Ils se manifestent par des symptômes anxieux et dépressifs, des difficultés d'insertion sociale, scolaire et professionnelle, des attaques du corps, et présentent un risque addictif.

✓ **Les troubles émergents**

Cette seconde catégorie regroupe les adolescents qui, vers 17 ans, présentent un épisode de maladie bipolaire ou un premier épisode psychotique, identiques à ceux des adultes. Il s'agit de troubles rangés sous la dénomination de *« troubles émergents »*. Cette dénomination recouvre les premiers épisodes psychotiques (PEP), et pour certains les états mentaux à risque (EMA), états cliniques frontières, instables risquant de se transformer en épisodes psychotiques. De nombreux travaux se focalisent sur cette question, dans le but de prévenir ou de traiter précocement un premier épisode psychotique (Monville, 2017). Les pédopsychiatres ont interrogé la pertinence de tels repérages à l'adolescence compte tenu de l'absence de spécificité des symptômes à l'adolescence (Marcelli, 2005). Ces travaux ont le mérite d'insister sur la fragilité de cette tranche d'âge qui évolue entre deux lieux de prise en charge, les services pour adolescents d'un côté et les services adultes de l'autre. Avec un risque de n'être pris en charge nulle part. À propos de prise en charge des troubles émergents, Mac Gorry soulignait le paradoxe de l'état actuel de la prise en charge psychiatrique à la frontière entre adolescence et âge adulte. « *La continuité des soins entre les services d'adolescent et les services d'adulte constitue le maillon faible du système, alors qu'il devrait être le point fort* ». *(Mc Gorry, 2007)*

✓ **Les troubles du spectre autistique**

Enfin, le troisième profil évolutif recoupe la catégorie clinique des Troubles du spectre autistique bénéficiant d'une prise en charge en institution (Hôpital de jour ou Établissement médico-social) ou inclus en milieu ordinaire.

Ces trois catégories cliniques doivent interroger nos organisations. Elles n'ont pas toutes besoin du même accompagnement.

La première, celle des adolescents limites, relève clairement de la pédopsychiatrie. Les troubles débutent souvent vers l'âge de quinze ans et nécessitent des soins pluridisciplinaires, voire institutionnels. Ils s'améliorent et une grande partie de ces adolescents n'auront plus besoin de soin au-delà de leurs vingt et un ans environ.

La catégorie des troubles émergents est caractéristique de la charnière. Débutant souvent vers l'âge de dix-sept ans en fin d'adolescence, ils s'apparentent à ceux des adultes, et les services d'adolescents peuvent ne pas avoir les compétences et les moyens nécessaires pour les traiter. En fonction des organisations locales, il peut être parfois préférable d'organiser leurs soins d'emblée en service de psychiatrie adulte. Les services adultes doivent alors

adapter leurs méthodes et pratiques au niveau de maturité de ces patients, souvent moins autonomes.
Enfin, la troisième catégorie des troubles correspondant aux Troubles du spectre autistique nécessite souvent une poursuite de suivi à l'âge adulte, mais ce suivi peut être allégé, mensuel, rapproché en cas de crise.

Modalités différentielles de soin. Questions relatives au passage de relais

Les soins psychiatriques apportés aux adolescents diffèrent de ceux des adultes. L'immaturité, la dépendance, l'aspécificité des symptômes et leur variabilité réclament des prises en charge qui doivent souvent prendre la forme de thérapie institutionnelle : une équipe pluridisciplinaire, plusieurs intervenants, plusieurs séances par semaine. Le psychiatre propose un axe médical de prise en charge, préférentiellement centré sur la réalité externe de l'adolescent : entretiens familiaux, prescriptions de traitements psychotropes, organisation d'hospitalisation ou d'admission en soins-études, prescription des modalités de suivi. Un psychologue ou psychothérapeute se centre sur la réalité interne et propose des thérapies individuelles. Enfin, un enseignant peut être associé pour les questions scolaires, des éducateurs et des infirmiers pour des groupes de parole ou des groupes à médiation, etc. Ces soins s'inscrivent dans des cadres de consultations spécialisées, de CATTP, d'Hôpital de jour ou parfois au sein de certaines Maisons des adolescents.
Lorsqu'elle est nécessaire, des difficultés peuvent surgir dans la transition en service adulte. Aucun des acteurs impliqués dans ce passage n'y est parfois favorable. Les professionnels des services adolescents, les adolescents et leurs parents perçoivent l'orientation vers la psychiatrie adulte comme l'annonce d'une chronicisation. Ils redoutent un changement d'équipe et de modalités de soin. De leur

côté, les services adultes ont le sentiment de ne pas avoir les moyens nécessaires à l'accueil des adolescents.
Pédopsychiatres et psychiatres d'adultes n'ont pas les mêmes cibles de soin. Celle des pédopsychiatres visant à prendre en charge l'environnement, ces derniers interviennent sur la réalité externe, dans le cadre des réunions scolaires par exemple. Le patient n'est souvent pas suivi en pédopsychiatrie pour une maladie, le diagnostic reste souvent suspendu, le suivi organisé pour différentes difficultés repérables par leur intensité, sur un mode dimensionnel. Quelque part, tout se passe comme si la pédopsychiatrie ambitionnait de traiter les désordres de la personnalité.
Les psychiatres d'adulte au contraire ont pour cible des maladies, dépressives, bipolaires, psychotiques, à partir de symptômes. Les troubles de la personnalité sont considérés comme une comorbidité jugée parfois incurable.
Dans le cadre d'un relais vers un service adulte, tout se passe comme s'il fallait passer d'une prise en charge large, non spécifique, à cibles multiples, à une prise en charge focalisée. D'un regard dimensionnel à un regard catégoriel. Les services d'adolescents ont alors tendance à hésiter dans ce passage, estimant que les soins qu'ils procurent n'ont pas de correspondance dans les services adultes et vice versa.
L'autonomie de l'adolescent est une donnée importante dans la dynamique du passage. Les services adultes demandent une autonomie que tous les adolescents n'ont pas. Les services devraient pouvoir se mobiliser pour accueillir des jeunes qui sont encore incapables d'accomplir seuls les démarches de soin, et qui redoutent même souvent de les faire eux-mêmes.

Quelles solutions ?

En Île-de-France, le problème soulevé par cette transition est inscrit à l'échelon régional dans le projet régional de santé (PRS)[15]. À l'échelon départemental, la psychiatrie publique de Seine-Saint-Denis, fédérée sous l'égide d'une Communauté Psychiatrique de Territoire (CPT) l'a retenu comme un thème prioritaire ; elle s'est appuyée sur des travaux préalables réalisés par l'EPS[16] de Ville-Evrard dans le cadre de son Projet d'Établissement.

Cette dynamique s'est inscrite dans un contexte politique particulier, la communauté médicale de Ville-Evrard, très attachée à la notion de secteur, luttant alors pour ne pas être englobée dans le GHT (Groupement Hospitalier de Territoire) préfiguré par l'ARS[17] pour l'Est de la Seine-Saint-Denis, arguant de sa masse critique et de la spécificité de sa pratique difficilement conciliable avec les préoccupations des services Médecine Chirurgie Obstétrique (MCO). Au terme de ce combat, l'EPS de Ville-Evrard a fini par obtenir une dérogation de manière temporaire, ce qui souligne combien rien n'est totalement acquis.

Afin de ne pas se cantonner dans une position défensive, il a paru opportun de proposer un projet alternatif, c'est-à-dire de rendre compte de la pratique, de la questionner à nouveau et d'envisager des améliorations grâce au Projet Médical de Ville-Evrard lancé en mars 2016 avec un certain nombre d'originalités :

- Plutôt que de lister les projets par thèmes, il a paru plus judicieux de réfléchir en termes de parcours de soins.
- Afin d'élargir le débat, il a paru indispensable d'associer aux groupes de travail de nombreux partenaires extérieurs afin de refléter au mieux les spécificités sanitaires et socio-économiques de la Seine-Saint-Denis.

---

15 https://www.iledefrance.ars.sante.fr/system/files/2019-02/20180911_SRS%20IdF_Publication%20officielle.pdf (pages 108 et 124)

16 Établissement Public de Santé

17 Agence Régionale de Santé

- Il a ainsi été retenu cinq axes prioritaires à développer en priorité :
  - Axe 1 : « Formation, Enseignement, Recherche et Information Médicale »
  - Axe 2 : « Accès aux soins de proximité et à l'urgence coordonnée, gradation des soins »
  - Axe 3 : « Prévention, Coordination de l'accès aux soins somatiques et à la prise en charge globale, Éducation thérapeutique et Processus Médicament »
  - Axe 4 : « Articulation et transitions des soins de l'enfance à l'âge adulte : Handicap psychique et mental, Adolescents »
  - Axe 5 : « Prévention secondaire et tertiaire des pathologies psychiatriques invalidantes et réhabilitation psychique, sociale et familiale »

En ce qui concerne l'axe 4 un comité de pilotage s'est constitué, associant deux psychiatres jouissant de la « double casquette » pédopsy/psy adulte, un cadre supérieur de santé de psychiatrie infanto-juvénile et une directrice apportant un soutien logistique.
C'est le comité de pilotage qui a coordonné les groupes de travail auxquels ont participé en plus de nombreux professionnels de différentes catégories des secteurs de psychiatrie infanto-juvénile et des secteurs adultes de Ville-Evrard, des représentants de l'UNAFAM[18], du Centre Hospitalier Universitaire de Bobigny, du service de psychiatrie pour Adolescents d'Aulnay-sous-Bois, des CMPP[19], de la Maison d'Arrêt de Villepinte, des Maisons des Adolescents, du service de pédiatrie de Bondy, de

[18] UNion des Amis et FAmilles de Malades mentaux
[19] Centres Médico Psycho Pédagogiques

l'ASE[20], des CLSM[21], de l'Éducation Nationale, de la PJJ[22], du Tribunal pour Enfants de Bobigny…
Huit réunions plénières ont permis de mieux se connaître et de favoriser des échanges sur les pratiques des uns et des autres, mais aussi sur les difficultés rencontrées. Alors que les services de psychiatrie avaient globalement le sentiment de tout mettre en œuvre pour accueillir au mieux les adolescents, les partenaires se montraient bien moins d'optimismes. Les principaux constats ont été les suivants :

- Demande de soins psychiatriques de plus en plus importante concernant les adolescents, notamment en UHTP[23] adultes, et difficulté à y répondre, surtout en ce qui concerne les autistes. Le manque de moyens mis en avant est une réalité, mais masque en partie un manque de formation en psychiatrie adulte, mais aussi en psychiatrie infanto-juvénile peu au fait des structures départementales à destination des adolescents et des missions et règles de fonctionnement non seulement d'une institution à l'autre, mais parfois même d'un secteur à l'autre.
- Difficultés d'accès à la psychiatrie adulte, mais aussi infanto-juvénile, déplorées par l'ASE, la PJJ, l'Éducation Nationale, voire les Maisons des Adolescents, avec de longs délais d'attente pour un premier rendez-vous et des disparités notables selon les secteurs.
- Clivage entre le sanitaire et le médico-social avec difficultés à obtenir des doubles prises en charge.
- Difficultés d'articulations, notamment autour des cas complexes, entre les secteurs psychiatriques, l'ASE, la PJJ… De telles réunions de cas complexes

---

[20] Aide Sociale à l'Enfance
[21] Conseil Local de Santé Mentale
[22] Protection Judiciaire de la Jeunesse
[23] Unité d'Hospitalisation Temps Plein

ont existé par le passé, mais se sont essoufflées, car insuffisamment portées au niveau institutionnel.

Les principaux besoins en ont donc découlé tout naturellement :

- Nécessité de réaffirmer les valeurs du secteur avec redéfinition des règles de bonnes pratiques.
- Nécessité de complémentarité, mise en lien, décloisonnement, de partage des cultures interinstitutionnelles, afin de permettre des prises en charge globales et durables, articulant les dimensions psychiatriques, médicales, sociales, médico-sociales, judiciaires, pédagogiques, d'insertion dans la famille et dans la société.

De nombreuses propositions d'amélioration ont été avancées que nous avons dans un deuxième temps incluses dans quatre fiches-action validées au sein de la Commission du Projet Médical de Ville-Evrard chargée de coordonner le travail des groupes de pilotage des différents axes du Projet Médical et de suivre leurs réalisations :

- Fiche-action n°1 : « Charte du Continuum et mise en place d'une Équipe Ressource du Continuum »
- Fiche-action n°2 : « Renforcement des connaissances sur la psychiatrie des adolescents auprès des acteurs de la psychiatrie infanto-juvénile, de la psychiatrie adulte et de tous les partenaires impliqués dans la prise en charge des adolescents »
- Fiche-action n°3 : « Amélioration de la prise en charge des autistes adolescents et adultes »
- Fiche-action n°4 : « Évaluation des besoins en hospitalisation plein temps pour les adolescents du département en vue d'un projet de création d'une unité d'hospitalisation plein temps spécifique ». La demande d'une unité d'hospitalisation plein temps

spécifique supplémentaire sur le département a paru utopique sans l'apport préalable de la preuve des besoins supposés. Un projet de recherche épidémiologique afin d'analyser plus finement cette question a été porté au niveau départemental, mais n'a pas obtenu de financement pour l'instant.

Parallèlement à cet effort de synthèse ont été accomplies des actions complémentaires :

- Enquête sur les passages de la pédopsychiatrie à la psychiatrie adulte à partir d'un questionnaire soumis à tous les chefs de pôles de l'EPS de Ville-Evrard.
- Cartographie destinée à situer toutes les structures du département dévolues à la prise en charge des adolescents, ce qui permet par ailleurs de repérer les territoires bien couverts et ceux manquant manifestement de ressources.
- Analyse annuelle à partir de 2015 de l'évolution de la prise en charge des mineurs sur Ville-Evrard à partir des chiffres d'activité transmis par le DIM[24]. Ces chiffres révèlent grosso modo que la moitié des hospitalisations de mineurs à Ville-Evrard se fait en UHTP adultes et non dans des unités spécifiques comme il est recommandé.

La mise en place d'une Charte du Continuum est apparue comme une nécessité afin de définir le socle reconnu par l'ensemble des secteurs de psychiatrie infanto-juvénile et de psychiatrie adulte de Ville-Evrard. Après des allers-retours de la pratique à la théorie, un texte final a été retenu comprenant les points essentiels suivants :

- L'âge théorique de passage de la pédopsychiatrie à la psychiatrie adulte est de 16 ans. Cette notion découle des textes législatifs et a donné lieu à

[24] Département d'Information Médicale

polémique, à tort, cette limite ne constituant pas une obligation, mais un repère, si un secteur adulte refusait de prendre en charge un adolescent de 16 ans ou plus.

- Les enfants suivis en pédopsychiatrie disposent d'un psychiatre ou d'un psychologue référent, garant de la continuité de leur prise en charge, notamment lorsque l'enfant est orienté vers une structure médico-sociale.

  Dès son passage en psychiatrie adulte, cet adolescent disposera d'un psychiatre ou d'un psychologue référent responsable de l'ensemble de son suivi.
- Le moment effectif du transfert de la pédopsychiatrie à la psychiatrie adulte doit être modulé au cas par cas :
  - En cas de nécessité d'hospitalisation d'un adolescent, l'orientation vers une unité d'hospitalisation plein temps spécialisée dans la prise en charge des adolescents est la meilleure solution, mais si celle-ci n'est pas possible, les UHTP adultes sont tenues d'accueillir l'adolescent même avant l'âge de 16 ans, à charge ensuite au service adulte de rechercher, si besoin, un lieu de soins plus approprié.
  - En dehors des situations d'urgence, le passage de la pédopsychiatrie à la psychiatrie adulte notamment pour les situations cliniques le plus complexes, tant en intra qu'en extrahospitalier doit être anticipé par le biais d'une synthèse commune. L'idéal est d'envisager un tuilage des prises en charge avec accompagnement en psychiatrie adulte et intégration très progressive.

- Une place importante doit être accordée aux parents tant en psychiatrie infanto-juvénile qu'en psychiatrie adulte. Les parents peuvent être accueillis, même en l'absence du patient pour y être accompagnés et conseillés.
  - En cas d'hospitalisation d'un mineur, la demande des parents ou d'un substitut parental est indispensable.
  - Un adolescent peut exprimer en son nom propre une demande de suivi en ambulatoire qui peut démarrer sans l'accord des parents, mais le psychiatre ou psychologue référent doit essayer ensuite de négocier avec l'adolescent l'intégration des parents dans la prise en charge.
- Afin de favoriser une meilleure articulation entre pédopsychiatrie et psychiatrie adulte, un certain nombre de dispositions institutionnelles doivent se généraliser :
  - Synthèses communes aux professionnels de la pédopsychiatrie et de la psychiatrie adulte autour de situations cliniques complexes.
  - Désignation sur chaque CMP de professionnels référents des questions de passage d'adolescents entre pédopsychiatrie et psychiatrie adulte, formés aux problématiques propres aux adolescents, chargés de faire remonter auprès de leurs équipes les situations qui leur sont soumises, et d'être des professionnels-ressource quant aux questions afférentes à l'adolescence et aux dispositifs de soins spécifiques pour la prise en charge des adolescents.
  - Réunions communes régulières afin d'aborder des situations familiales complexes conjointes et des questions plus institutionnelles,

notamment la définition de synergies communes en vue d'une implication coordonnée au sein du réseau sur chaque commune.

- Dans un but de prise en compte des adolescents difficiles, nécessité de pouvoir recourir dans chaque territoire à des instances de concertation (RPP[25], RESAD[26], réunions dévolues aux cas complexes…)

Cette Charte du Continuum a été votée par toutes les instances de Ville-Evrard en mai 2018 puis validée à l'échelle de la Communauté Psychiatrique de Territoire (CPT). Elle vaut donc pour tout le département et devra être affichée dans tous les CMP.

Ce n'est là qu'une première étape, car le comité de pilotage de l'axe 4 du Projet Médical a vocation de se transformer en Équipe Ressource du Continuum destinée à maintenir cet effort sur la durée en s'adjoignant des représentants pluriprofessionnels de tous les secteurs de Ville-Evrard impliqués dans la prise en charge des adolescents, un membre de la coordination d'action sociale, un membre de l'UNAFAM… Il aurait ainsi pour missions :

- Rôle d'expert et de conseil auprès des équipes confrontées à une situation complexe ou à une impasse thérapeutique quant à la prise en charge d'un adolescent.
- Information sur les structures et dispositifs sanitaires, sociaux, médico-sociaux, pédagogiques… mis en place pour les adolescents suivis à Ville-Evrard.
- Coordination des référents adolescents de tous les secteurs.

---

[25] Réunion Pluriprofessionnelle

[26] Réunion d'Évaluation de Situation d'Adulte en Difficulté

- Coordination avec la Formation Permanente de l'établissement afin de garantir à ceux-ci une formation de base concernant la psychiatrie des adolescents et de développer des parcours de professionnalisation.
- Suivi des projets de l'axe 4 avec retour régulier à la Commission du Projet Médical de Ville-Evrard.
- Recensement de tous les nouveaux projets concernant la prise en charge des adolescents sur l'établissement.
- Mise en place et coordination de réunions de concertation pérennes avec les différents partenaires extérieurs (Éducation nationale, PJJ, Justice pour enfants…) …

L'idée est qu'une fois cette équipe Ressource du Continuum en place sur Ville-Evrard, elle peut être validée au niveau de la Communauté Psychiatrique de Territoire de manière à ce qu'elle ait une réelle dimension départementale, ce qui lui donnerait plus de légitimité vis-à-vis des tutelles.
Le travail engagé dans le cadre du Projet Médical de Ville-Evrard n'a de sens que s'il constitue un premier pas vers une réelle coordination départementale servant de base de réflexion au sein de la CPT. Certains professionnels impliqués dans la réflexion sur les adolescents se sont de ce fait impliqués dans le groupe 2 du Projet territorial de Santé Mentale (PTSM), « Transitions de vie et de parcours », qui en est à sa phase de diagnostic et de propositions avec l'espoir que des budgets puissent à terme être dégagés.
Si la Charte du Continuum rencontre un certain succès, c'est qu'elle ne coûte rien et qu'elle fait bonne figure vis-à-vis des exigences de la certification. Mais si l'on veut qu'elle ne soit pas lettre morte, il faut que l'Équipe Ressource du Continuum puisse se mettre en place, ce qui

requiert beaucoup de temps de travail, de plus en plus difficile à assurer à moyens constants dans la situation de pénurie médicale actuelle. Ne faudrait-il pas des moyens financiers spécifiques pour pouvoir compter sur un professionnel susceptible de prendre sérieusement en charge ce travail de coordination qu'on imagine de plus en plus soutenu ? Ce coordinateur de réseau aurait bien sûr plus de pertinence à l'échelle départementale, sachant que c'est en s'unissant qu'on parvient le mieux à se faire entendre.

Conclusion

La transition, ou le continuum, adolescent-adulte doit être considéré comme une étape complexe qui requiert l'attention de tous, tant des pédopsychiatres que des psychiatres d'adulte. L'adolescent doit être associé à ce passage, et différentes modalités spécifiques doivent être mises en place pour lui garantir un parcours de soin sans rupture.

Bibliographie

Costello EJ, Mustillo S, Erkanli A, et al. Prevalence and development of psychiatric disorders in childhood and adolescence. Arch Gen Psychiatry 2003; 60:837–844.

Kim-Cohen J, Caspi A, Moffitt TE, et al. Prior juvenile diagnoses in adults with mental disorder: developmental follow-back of a prospective-longitudinal cohort. Arch Gen Psychiatry 2003; 60:709–717.

Mc Gorry PD. The specialist youth mental health model: strengthening the weakest link in the public mental health system. Med J Aust 2007; 187(7 Suppl): S53-6.

Marcelli D. Psychose à l'adolescence ; Adolescence, 2005/2, N° 52 213-223.

Monville F. Contexte et développement d'un programme de prise en charge des psychoses émergentes : Ecotone.

L'Information psychiatrique 2017 ; 93 (5) : 375-80 doi:10.1684/ipe.2017.1641
Picherot G, Retali B. Observance et transition de l'adolescence à l'âge adulte. Mt pédiatrie 2017 ; 20(1) : 18-9 doi :10.1684/mtp.2017.0632.
Rutter M, Kim-Cohen J, Maughan B. Continuities and discontinuities in psychopathology between childhood and adult life. J Child Psychol Psychiatry 2006 ; 47 :276–295.
Schultze-Lutter F. et al. EPA guidance on the early detection of clinical high risk states of psychoses. European Psychiatry 30 (2015) 405-416.

Femmes enceintes, mères et bébés sans papiers
Une clinique à l'épreuve de l'errance et de l'invisibilité

Christine Davoudian [27]

Le chaos du monde à nos portes

Nul besoin d'ouvrir les journaux ou la télévision quand l'on travaille dans un service public pour rencontrer la violence du monde. Le chaos s'invite dans nos structures avec la présence, de plus en plus importante dans nos lieux de soins, de migrants primo arrivants, ayant fui des violences de toutes sortes qui se répètent quand ces personnes vont se confronter à des politiques migratoires de plus en plus restrictives et répressives. Elles se retrouvent ici sans statut administratif, sans ancrage, souvent en errance avec un présent très précaire et un futur peu lisible. Nous aurons alors à penser ces situations dans leur spécificité ainsi que les incidences subjectives pour ceux qui les vivent comme pour ceux qui les reçoivent. Si ces situations mettent à mal les personnes et les liens familiaux, elles viennent aussi bousculer les équipes et les liens partenariaux, exposés alors à des déliaisons et clivages. Comme elles affectent les soignants menacés d'épuisement et de découragement avec de possibles retours délétères pour les patients. Cette clinique bien actuelle vient aussi profondément interroger notre cadre et nos pratiques comme nos postulats habituels

---

[27] Médecin de PMI en charge du prénatal en Seine Saint Denis Psychothérapeute au centre de Médecins du Monde Paris

de travail avec les migrants. Nous aurons à relever de nombreux défis pour continuer à accueillir de manière inconditionnelle ceux qui ne trouvent plus de place dans le monde.

Figures actuelles de la migration

Dès 2009 le HCR[28] avait alerté sur le changement notable des figures de la migration en indiquant qu'il y avait de plus en plus de personnes sur les routes en rapport avec un exil forcé, suite à des violences subies dans les pays d'origine. Ce phénomène n'a fait que s'accentuer les décennies suivantes. Nous rencontrons en effet un grand nombre de personnes ayant vécu divers processus de ruptures violentes dans leur histoire. Rupture avec leur lieu d'origine qui a pu être comme un point de catastrophe et d'effondrement. Rupture des liens d'appartenance avec le groupe communautaire et /ou familial à la suite de divers processus d'exclusion ou bannissement mais aussi de violences sur la personne.

De plus, les parcours migratoires sont devenus particulièrement longs, chaotiques et dangereux (Libye, Méditerranée). Il est fréquent que le sujet ait à payer de sa personne ou subisse toutes sortes de maltraitances et d'outrages. S'il ne les a pas subis lui-même, il a pu en être le témoin. Nous nous trouvons donc en présence d'une clinique à haut potentiel traumatique. Autant de situations assez inédites par rapport à celles que nous connaissions il y a encore une vingtaine d'années. Je fais référence à la « classique » migration économique et le regroupement familial de populations venant du Mali et du Maghreb.

Nouvelles figures de la migration féminine

Les sociétés non occidentales dites traditionnelles sont traversées par d'importantes mutations. La mondialisation,

---

[28] Haut Comité pour les Réfugiés

Internet, mais aussi les bouleversements économiques et structurels de ces pays contribuent à bousculer les modèles traditionnels. Il faut bien dire que certaines remises en question sont portées par les femmes qui revendiquent une autre place que celle qui leur est traditionnellement assignée. Nous pouvons voir alors se dessiner de « *nouvelles figures du féminin africain* » (Douville 1999), qui revendiquent que l'on ne marchandise pas leur corps pour fonder des alliances, qu'on ne l'ampute pas, des épouses qui se révoltent face aux violences conjugales, des femmes qui exigent une autre place comme sujet social et dans la structure familiale. Mais si les lois évoluent et leur sont plus favorables, les mentalités et les organisations des groupes d'appartenance ne suivent pas toujours et il n'est pas rare que ces femmes aient à payer un prix fort pour ce qui apparaît comme transgressif. Le prix en est souvent l'exclusion, le reniement ou même pire. Les Etats eux-mêmes se révéleront peu protecteurs et certaines prendront alors la route pour un ailleurs plus favorable. « *Je préfère être sans droit en France qu'avec des droits en Afrique* » nous disait l'une d'entre elles. Sans oublier les guerres et conflits qui amènent leur lot d'exilées.

Du sujet culturel au sujet politique

Certains travaux sociologiques se sont intéressés aux différents modes de prises en charge dédiés aux personnes étrangères dans le champ de la santé. Les données recueillies montrent que les traitements différentiels sont ciblés selon des critères ethno-raciaux et ~~sont~~ souvent le résultat de représentations culturalistes des professionnels de santé. Ainsi pour la grossesse, les dispositifs se centrent sur l'approche du vécu culturel de la grossesse et les représentations (réserves ou peurs) des femmes vis à vis du système de santé français. La dimension du politique ou économique est souvent absente de ces approches. Curieuse omission quand on sait que le migrant est avant tout un sujet politique, c'est-à-dire qu'il est admis chez nous à la faveur des politiques migratoires qui fixent les conditions de sa venue. Sujet politique encore quand les conditions politiques (ou économiques) de son pays le contraignent à partir. Alors, peut-être, cette clinique du *« sans papiers »* a-t-elle cela de nouveau et d'impactant, à savoir qu'elle nous oblige à réintroduire cette dimension du politique. Mais plus encore, dans le contexte actuel, notre patient est aussi en passe de devenir un « sujet idéologique » (Davoudian 2017), quand il se retrouve traqué du côté de l'intrus, de l'indésirable, pris dans les discours électoraux et la subjectivité de notre époque, avec tous les ravages qu'il nous appartient de penser dans leur spécificité. Cela aura des incidences sur nos patientes mais aussi chez les professionnels. Nous ne sommes pas à l'abri de la contamination des esprits par les discours médiatico politiques.

Une clinique de la suspicion

Le corps de la femme enceinte en situation de précarité sociale ou d'exclusion peut se révéler comme surface d'interpellation qui ferait alors appel à notre attention, à notre empathie et au déploiement de modalités de prise en charge qui ne sont pas toujours accordées en dehors de cette situation de maternité. Il y aura comme un « moment de grâce » pendant ces mois de grossesse qui mobilisentl'attention des professionnels et parfois déclenchent des aides ponctuelles (principalement pour les hôtels du 115), mais aussi pour ces femmes, l'espoir d'une reconnaissance et inclusion dans le corps social. Avoir un enfant d'un père français qui reconaît l'enfant peut, dans certains cas, ouvrir des possibles, en réalité plutôt rêvés, qui vont se heurter bien souvent à une dure réalité une fois l'enfant né. Mais faire des enfants dans un contexte aussi défavorable peut à contrario susciter de l'hostilité de la part des soignants ou travailleurs sociaux enclins à suspecter les femmes d'instrumentaliser leur corps à des fins de régularisation : le fameux « *enfant pour des papiers* » qui traîne dans nos têtes. Peut-être rien de nouveau car nous avions déjà connu cela pour nos autochtones avec les « *enfants pour les allocations* » ou les fameux « *enfants braguettes* » *de* nos DOM TOM. Le pas peut être vite franchi alors à penser qu'elles pourraient être potentiellement des « *mauvaises mères* ». Prise en charge et soins, certes, mais pas toujours dans un climat bienveillant. On peut aller jusqu'à voir s'opérer certains glissements insidieux et inquiétants : d'une posture de soignant à celle de « contrôleur de vérité », « vérificateur de légalité » ou « gestionnaire du budget » quand cela concerne de l'AME[29] ou l'interprétariat. Si nous n'y prenons pas garde, nous pourrons créer ou participer à ce qui pourrait être une « clinique de la suspicion ». (Douville 2012). Cela aussi aura des incidences subjectives sur les patientes, sur les parents qui pourront se penser indignes, sur leurs enfants et les adolescents qui les questionneront plus tard. On peut légitimement s'inquiéter des effets transgénérationnels d'une « clinique de la honte » (Golse 2012).

Que vont vivre ces femmes enceintes et ces mères et bébés

L'absence de droits et de réponses sociales (en dehors du droit aux soins et des propositions d'hébergement temporaire du 115) va instaurer un quotidien marqué de ruptures géographiques répétées avec les lieux d'hébergement, les lieux de soins, les lieux éducatifs, sans compter la crainte des arrestations et expulsions. Tout cela va générer un climat d'insécurité qui n'est pas que matérielle, peu propice pour la femme à « rêver » son futur enfant et ensuite le sécuriser et lui transmettre la confiance

[29] Aide Médical d'Etat : couverture médicale pour les personnes sans titre de séjour

nécessaire dans l'environnement pour se construire psychiquement. Absence de lieu d'arrimage et de stabilisation que l'on pourrait définir comme un contenant psychique, nécessaire aussi pour élaborer les mouvements psychiques de la maternalisation. Enfin, ce quotidien réduit à la survie menace toujours d'amputer le sujet, en le privant à plus ou moins long terme de toute fantasmatique et ressentis. On a pu noter une absence de rêverie maternelle pour la femme enceinte ou la non perception des éprouvés du bébé dans le cas de la dyade mère bébé.
Par ailleurs la grande majorité de ces mères sont souvent en situation monoparentale (le père biologique mettant souvent fin à la relation à l'annonce de la grossesse.). Elles vont donc vivre celle-ci dans l'isolement, sans étayage des proches et souvent même dans la clandestinité, pas seulement liée au rejet social en France, mais aussi à l'impossibilité de partage avec le groupe d'origine. Ceci, soit suite aux ruptures opérées par la femme lors de son départ, soit que le groupe doive être tenu à l'écart de l'annonce de la naissance d'un bébé, conçu hors mariage et sans filiation paternelle.

Une clinique traumatique souvent silencieuse et sous-estimée

On pourrait même parler de traumatismes cumulatifs : violences déjà vécues dans le pays d'origine (anciennes ou récentes), violences sur le parcours chaotique de l'exil, enfin violences dans le pays d'accueil. Certains bébés seront ceux des viols ou rapports forcés. Des femmes (et enfants) auront subi ou vu l'innommable et porteront en silence, souvent comme désaffectés, le traumatisme. Cela aura bien sûr des effets dans la construction des premiers liens mais aussi dans la transmission inconsciente transgénérationnelle, de ce qui ne trouvera pas d'espace d'élaboration et de réparation psychique.

Des institutions et des soignants à l'épreuve

« Prendre le risque de la rencontre et de l'accueil » (Villain, 2012).

Nos institutions ainsi que les soignants se retrouvent dans une posture pour le moins paradoxale : accueillir « comme les autres » ceux qui justement ne sont pas tout à fait comme les autres. Qu'en est-il aussi des pratiques, ainsi confrontées à toutes sortes de difficultés inhérentes aux limites des possibles du champ social ? Sidération, découragement mais aussi déni, nous menacent constamment et nous exposent à des constructions défensives pas toujours favorables à l'accueil de ces personnes. Rencontre risquée aussi, quand ces personnes amènent avec elles, souvent silencieusement, des violences inouïes, inédites qui viendront empiéter notre espace psychique et déborder nos possibilités de représentation, suscitant angoisse et malaise. Le désarroi, la difficulté de penser des équipes sur ces situations témoignent aussi des effets contre-transférentiels d'une clinique traumatique souvent sous-estimée par nos institutions.

Revoir nos postulats : nouvelles hypothèses

Cette clinique à l'épreuve du politique porte en elle de nouvelles interrogations, qui vont nous obliger à revoir nos postulats et paradigmes en matière de clinique du migrant : repenser nos interventions, mais aussi les places que nous pouvons tenir comme soignants, nous qui sommes aussi des représentants de la République Française à travers nos institutions. Il nous faudra tenir compte du fait qu'à son arrivée ici, le sujet va se retrouver parfois dépouillé de son nom, de son identité, humilié mais aussi dépourvu des chaînes de solidarité familiales et communautaires - inexistantes ou non souhaitées par la personne qui, méfiante ou honteuse, aura tendance à s'isoler. Le rapport avec sa culture et son groupe d'origine est plus qu'ambivalent, le dialogue bien polémique (s'il y a encore du dialogue...).

L'enveloppe culturelle dite protectrice se trouve ici bien déchirée quand elle n'est pas hérissée de couteaux. La langue aussi peut se trouver désinvestie, abîmée par la violence subie. Dans ces conditions, renvoyer la personne à sa culture ou à sa langue, qui peuvent être celle du bourreau ou du persécuteur, est susceptible de s'avérer problématique voire contreproductif. Il nous appartiendra aussi de nous pencher un peu plus sur la géopolitique, afin peut-être de faire savoir à nos patientes, que nous en savons quelque chose du point de non-retour d'où elles viennent. Afin qu'elles puissent rencontrer dans notre espace psychique quelque chose d'autre qu'un « blanc de représentation » (Altounian 2003).

Mettre au travail donc notre pensée, en nous appuyant sur de nouvelles hypothèses et postulats. Deux d'entre eux me semblent ici bien utiles pour penser cette clinique singulière Le premier nous vient de l'essayiste Janine Altounian, qui stipule que les espaces institutionnels du pays d'accueil auraient un rôle fondamental à jouer dans la transmission et cela en offrant et en partageant leur patrimoine culturel et valeurs démocratiques, justement pour ceux dont les violences ont mis à mal l'héritage culturel, en « s'étayant sur une alliance exogamique avec des identifications avec ceux qui vivent dans un monde peut-être provisoirement non menacé » (Altounian 2003). L'auteur faisait alors référence à l'école de la République. Mais il semble que nous pouvons aussi le penser pour nos institutions de soins. Je citerai aussi Olivier Douville qui postule que ceux qui ont été un jour exclus vont justement chercher chez nous « autochtones », du familier, quelque chose du commun et partageable. « Si nous avons affaire à des intrus, ceux-ci auront besoin peut-être de passer par un transfert avec quelqu'un qui n'est pas du même sol, de la même langue, croyances, ou culture, pour pouvoir s'accomplir comme « étranger-familier… » (Douville 1998).

C'est à l'aune de ces hypothèses que nous devons interroger ce qui, dans nos institutions de soins (dont la PMI), pourrait alors permettre à ces mères et ces bébés « sans-papiers », de s'arrimer, d'être nommés et d'être inclus dans un « nous » collectif.

Objets et rituels pour inclure

Dans nos sociétés, les parents se retrouvent souvent plus isolés, sans entourage familial ou social qui permette d'accompagner, avec ses rituels (religieux ou pas) les grands moments de la vie. Il se pourrait que pour ce moment de passage à la maternité, les institutions de soins offrent alors comme de nouveaux rituels séculiers (sous certaines conditions bien sûr). Cette pertinente a été suggérée par le psychanalyste Sylvain Missonnier. De même à l'arrivée du bébé, les consultations et soins autour du bébé en particulier en PMI, pourraient être comme des formes ritualisées de présentation du bébé. La PMI aurait alors vraiment un rôle à jouer. Il semble bien que cela se révèle opérant particulièrement pour ces migrantes désaffiliées qui, pour rien au monde, ne ratent une consultation prénatale (même au prix de longs trajets), comme ensuite les consultations pédiatriques, les pesées du bébé et autres soins de puériculture. L'interprétation qu'elles se soumettent docilement à nos rituels par souci d'assimilation ou alors par gratitude pour les accueillants, relève peut-être de l'erreur. L'observance de ces rituels partagés par tous, m'apparaît d'une part participer de l'intégration dans le grand corps collectif des femmes enceintes et des jeunes mères, mais aussi dans un « nous social » collectif partagé aussi avec les professionnels .D'autre part, on peut penser que ce détour par notre patrimoine (ici nos savoirs en puériculture) dans un espace sécurisé, leur permettront un jour de renouer avec les gestes de leur propre culture, une fois qu'elles seront bien arrimées chez nous et peut-être en paix avec leur passé . En particulier pour celles, nombreuses, qui affirment ne plus rien savoir des rituels ou berceuses de leur pays. Des objets aussi vont faire sens : carnet de maternité, carnet de santé de l'enfant où les noms sont inscrits. Une toute jeune maman ivoirienne montrait à son bébé de trois jours le carnet de santé remis à la PMI en lui disant *« tu vois toi aussi tu en as un comme les autres et ton nom est inscrit là-dedans »* Documents de haute valeur symbolique dans ce contexte d'anomie et d'effacement des traces.

Construire un espace humanisant et subjectivant

La personne « sans papiers » est exposée au risque d'être réduite au rang d'être de besoins, assujetti aux nécessités vitales premières (manger, boire, dormir). Les professionnels courent le risque aussi d'être happés par ces réalités auxquelles ils ne pourront répondre, au risque alors d'oublier la personne avec son histoire et ses désirs. Plus que jamais il nous faut mettre en place des espaces et dispositifs (groupe de paroles, ou autres) pour être à l'écoute et faire émerger une subjectivité qui peut se trouver ici bien menacée par les situations de détresse vitale et administrative. Une présence attentive avec un accueil inconditionnel pourrait constituer un ancrage ou arrimage physique et psychique sécurisant, dont ces familles sauront tirer profit, en espérant que tout cela fera trace et ouvrira la voie à d'autres rencontres constructives étayantes. Plus spécifiquement nous aurons peut-être la fonction singulière de « faire Monde » pour ceux qui sont jetés « Hors du Monde ». Nos espaces de Droit Commun partagés par tous (attention aux filières spécifiques dites de « précarité » !) pourraient offrir comme un espace de citoyenneté possible et notre travail poser l'ébauche d'un pacte social là où il y a eu justement négation du pacte social. Nos espaces (y compris intra psychiques) pourraient permettre au migrant une forme d'inscription. Notre accueil inconditionnel pourrait tenter de déjouer ce qui menace l'illégitime : la honte, *la honte d'être soi augurant un désastre transgénérationnel* (Golse, 2012).

L'errance mondiale : un nouveau fait clinique

Ces réalités sociales ne sauraient être englobées et mal nommées sous le terme « précarité », au risque alors d'en escamoter la spécificité radicale ainsi que sa dimension politique, constituant ainsi un empêchement à la pensée. Nous rencontrons des personnes menacées de perte d'identité, diluées comme sujets de masse, exclues de la citoyenneté, dans une errance et une attente sans fin. Cette attente que Beckett avait si bien décrite, d'un Autre qui viendrait donner une réaffiliation à la communauté humaine et ouvrir un possible. Nous n'avons pas de recul suffisant pour répondre à la question qui nous taraude tous, celle du devenir des enfants. Mais il importe déjà de constituer pour tous, au fil des jours, un point d'ancrage sécurisant. Nous avons, nous, soignants, un rôle fondamental à jouer auprès de ces « invisibles » car nos lieux de soins et d'accueil restent avec l'École, les derniers lieux autorisés du service public et il nous faudra bien être à la hauteur de ces nouveaux défis.

Bibliographie

Altounian J. (2003) *Comment peut-on être arménien ?* In Altounian J., « Ouvrez-moi seulement le chemin de l'Arménie », Paris, Confluents psychanalytique. Les Belles Lettres.

Altounian J. (2003) *Une arménienne à l'école* In Altounian J., « Ouvrez-moi seulement le chemin de l'Arménie », (38-53) Paris, Confluents psychanalytique. Les Belles Lettres.

Benhaim M. (2012) *Vivre est plus difficile que survivre* ? in Douville et coll. Clinique psychanalytique de l'exclusion (56-78) Paris, Dunod.

Davoudian C. (2012) Plaidoyer pour une PMI Maison In Davoudian C., « Mères et bébés sans papiers » (152-156) Toulouse, 1001BB, Éres.

Douville O. (1999*) A propos du parcours de soins de patients séropositifs en France*, In Psychanalyse à l'épreuve

du sida (85-102) Toulouse Clinique méditerranéenne. Éres.
Douville 0. (2012) L'exil soupçonné. Incidences subjectives. In Revue Maux d'exil (eds) N°36 (7-8) Paris.
Douville O., (1998) *Identité, altérité*, In Kaes R., « Différences culturelles et souffrance de l'identité » (46-65). Paris, Dunod.
Golse B. (2012) *Enfants cachés, enfants expulsés, enfants sacrifiés ou la honte d'être soi*. In Davoudian C., « Mères et bébés sans papiers » (219-223) Toulouse, 1001BB, Éres.
Missonnier S. (2009) *Dans le temple moderne de la fécondité*. In Missonnier S., « Devenir parents, naitre humain. (17 -21) Paris, PUF, Le fil rouge.
Rochette J. (2012), « Rituels et mise au monde psychique », (34-48) Éres.
Villain M.J (2012) *Prendre le risque de la rencontre*. In Davoudian C., « Mères et bébés sans papiers » (152-156) Toulouse, 1001BB, Éres.

Et pourquoi un pédopsychiatre seul, ça n'existerait pas ?

Anaïs Fadugba[30],
David Fraysse[31]

C'est dans le cadre des 34èmes journées de l'API que nous avons été amenés à produire cet écrit. Paraphrase de la formule de D.W.Winnicott, le titre de ces journées d'étude prend une dimension particulière pour nous, professionnels d'un service de la protection de l'enfance dont la mission est d'accueillir des adolescents dits en très grandes difficultés (TGD) au sein d'un dispositif institutionnel de placement qui se veut alternatif par essence. S'autoriser à penser l'énoncé inspiré de l'œuvre winnicottienne, c'est œuvrer en faveur d'une réflexion autour de la prise en charge des jeunes ayant des troubles qui relèvent de la pédopsychiatrie, dans un service qui a pour mission première la protection de l'enfance et de l'adolescence en danger. Comment penser la notion de prise en charge dans une perspective moins partielle, et plus globale afin de favoriser les soins à apporter au jeune dans le cadre de sa protection ? C'est en substance, le questionnement qui n'a de cesse d'orienter notre travail au sein du dispositif. *La*

[30] Folake-Anaïs Fadugba, Psychologue clinicienne, dispositif expérimental La Métis Rencontre 93, AVVEJ fadugba.anais@gmail.com
[31] David Fraysse, Directeur-adjoint de la Métis Rencontre 93, dispositif expérimental de Seine Saint Denis d'accueil de jeunes dits « incasables » en placement familial
david.fraysse@yahoo.fr

métis[32] dont le nom grec fait référence à cette forme particulière d'intelligence, « rusée, assez prompte et souple, assez retorse et trompeuse pour faire face chaque fois à l'imprévu, parer aux circonstances les plus changeantes et l'emporter, dans des combats inégaux, sur les adversaires les mieux armés pour l'épreuve de force » (Detienne & Vernant, 1992, p.52). Ainsi, orienté par cette notion philosophique, dont le sens s'est progressivement perdu avec le temps, chaque jour nous invite à créer les circonstances favorables pour nous hisser à la hauteur de notre mission.

De l'alternative au placement… Au placement alternatif
L'Association Vers la Vie et l'Éducation des Jeunes (AVVEJ) est née de la rencontre de l'Éducation populaire et de la Psychanalyse. Sa structure, « Rencontre 93 » est un établissement atypique et original, qui s'inscrit à la fois sur le champ de la prévention parfois précoce et de la protection de l'enfance. Différents publics (enfants, adolescents et jeunes majeurs, parents et familles) s'y côtoient.
Notre projet s'inscrit en opposition aux « microstructures » avec « renforcement éducatif », ou aux prises en charge individuelles qui ont le plus souvent des effets délétères sur le long terme. Nous accueillons des enfants éprouvés par de multiples ruptures, tant au sein de leur famille que dans différents suivis dont ils sont devenus l'objet ; ils souffrent d'angoisse d'abandon, de troubles du lien et de l'attachement, et de conduites à risques. En 2018, nous avons accompagné 20 enfants et adolescents âgés de 11 à 20 ans. 10 d'entre eux avaient un traitement médicamenteux pour des problèmes psychiques, 13 avaient déjà été hospitalisés en pédopsychiatrie, 10 avaient un

[32] Dans la mythologie grecque Métis est la fille de, Téthys déesse de la fécondité marine et, d'Akenaos fils d'Ouranos le Ciel et de Gaïa la Terre. Métis est la première épouse de Zeus et la mère d'Athéna.

dossier MDPH[33] instruit ou en cours d'instruction, et 12 avaient une double mesure ASE/PJJ[34].

Rencontre 93 est un lieu où l'on ose une expérience innovante propice à « créer des circonstances » (Deligny, 1998, p.21), en proposant un cadre à la fois contenant et métaphorique, où chacun peut trouver une place parmi les autres. Ces « circonstances » s'appuient sur des médiations éducatives, artistiques et culturelles. Nous mettons la créativité au cœur de notre prise en charge et privilégions l'accompagnement global, social, familial, judiciaire et thérapeutique. Convaincus que nous ne sommes rien seuls, nous luttons quotidiennement contre le repli sur nous-mêmes - cet « entre soi ».

Face au placement, nous mettons en œuvre une clinique et une pédagogie du déplacement, de la médiation, du mouvement. La psychanalyse, la clinique du trauma et une approche systémique fondent notre référentiel commun. Cependant, l'intérêt porté à la psychosociologie, l'approche contextuelle ou même la médiation nous invitent à une ouverture accrue à de nouvelles grilles de lecture et d'analyse. Les psychologues de Rencontre 93 tiennent une place importante auprès des équipes éducatives et participent à la vie quotidienne de l'établissement.

La temporalité de la prise en charge, qui provoque parfois de vives tensions avec les partenaires concernant les contrats jeunes majeurs, est un de nos axes militants. En effet, comment demander à un adolescent en difficulté sans étayage familial de s'insérer vite et de façon qualitative à 18 ans, alors que les jeunes dans un contexte familial qu'on peut dire classique accèdent à une autonomie de plus en plus tardivement ?

---

[33] Maison départementale des personnes handicapées

[34] Aide Sociale à l'Enfance / PJJ : Protection judiciaire de la jeunesse

« Tenir sans retenir, ensemble »

L'expérience de l'adolescence prouve que, même quand le jeune est suffisamment bien entouré, la situation évolue avec le temps. Nous avons été très surpris de revoir quelques années plus tard un « ancien jeune » que nous avions autrefois pris en charge. Devenu adulte, parent, il nous rappelle des anecdotes, des situations de crise, et combien il nous en a fait « baver ». Il insistera sur le fait que nous n'avons pas changé sa vie. Il nous remerciera cependant d'avoir ensemble « tenu bon ». Nous sommes des parenthèses - « parent'aise » - dans la vie des publics que nous accompagnons. Nous laissons sans doute des empreintes, des traces, mais surtout nous sommes présents pendant une durée donnée, nous permettons au temps de faire son œuvre. Après la pluie vient le beau temps, après la crise l'apaisement et la stabilisation : crise, rupture et dépassement (Kaes R., 2001).

L'accueil dans le cadre d'un placement a une fonction séparatrice qui permet de marquer la loi et, souvent, de se repositionner. Le placement peut en revanche représenter en lui-même une violence institutionnelle durable. Pour nous, la résistance aux demandes inappropriées et diverses formes de contenance se fait dans le cadre d'un accueil et d'un accompagnement inconditionnels, sans possibilité d'exclusion pour l'enfant placé, dans une démarche explicitement tournée vers l'espoir : cela nécessite une confiance et une articulation entre les services éducatifs, médico-éducatifs, etc. L'alternance de séquences différentes permet à chacun de prendre une certaine distance, et au sujet de pouvoir expérimenter et gérer l'angoisse d'abandon et la séparation. Nos prises en charge ne peuvent s'inscrire que dans la durée, et le rythme impulsé structure cette durée en lui donnant du sens.

Depuis une dizaine d'années, dans le secteur de la protection de l'enfance, nous assistons à l'émergence de structures privées à but lucratif : pour faire face à notre impuissance face aux jeunes que nous n'arrivons pas à accompagner, l'ASE et le secteur habilité associatif fait appel à des sociétés d'intérim spécialisées qui missionnent des éducateurs pour « des prises en charge individuelles », souvent à l'hôtel ou en appartement, qui restent 24h/24h en coprésence avec les jeunes. Intérim du social ? Premier paradoxe et non-sens, alors que nous savons que la clef de voûte de notre action repose sur la stabilité et la durée. Pour un coût exorbitant (parfois jusqu'à 1000 euros par jour), les jeunes sont pris en charge par des éducateurs souvent en double emploi, ou en situation précaire, qui proposent un accompagnement fondé sur la surveillance et la contention. Comment un adolescent de 15 ans peut-il s'épanouir dans un hôtel, avec une équipe d'adultes où le turn-over est très important, qui se relaient 24h/ 24H ? Face à cette privatisation du travail social et cette « sous-traitance » du travail éducatif, le département de Seine Saint-Denis a lancé un appel à projets en 2016. Nous avons répondu de façon originale en étant les seuls à proposer, avec notre projet d'accueil familial, là où les autres fonctionnent en créant des « microstructures ».

Nous avons donc créé il y a trois ans un nouveau service pour les jeunes dits « incasables » : nous avons imaginé et mis en œuvre un dispositif original d'accueil familial autour de trois espaces différenciés, mais intrinsèquement liés. Nous disposons d'une part de deux espaces d'accueil familial avec des professionnels expérimentés dans le champ de l'adolescence (sept maisons en Seine Saint-Denis et une en Normandie). Nous avons d'autre part mis en place un espace « d'accordage » dans lequel quatre professionnels formés à la médiation, à l'approche systémique, à la psychanalyse, assurent une fonction de coordination (justice, éducation nationale, famille, psychiatrie, etc.), mais également de recherche et de développement des relations familiales et sociales du jeune, et de soutien des

assistants familiaux qui restent la figure d'autorité et de référence principale pour les jeunes dans leur quotidien.
L'aide sociale à l'enfance souffre d'un manque de moyens, dans l'imaginaire collectif, elle représente l'instance qui retire l'enfant de son environnement familial : « la DDASS »[35]
Comment cette instance, responsable du placement des enfants loin de leur famille, pourrait-elle travailler la restructuration des liens familiaux ? C'est pour résoudre ce problème que nous faisons intervenir les accordeurs : ils jouent un rôle de tiers médiateur entre les institutions, les jeunes et les familles. Ils opèrent dans un espace tiers et avec une vision globale de la famille et des figures d'attachement : grâce à leur action, un jeune va retrouver une grand-mère au Sénégal, ou une famille d'accueil en Bretagne, ce qui lui permettra d'être accueilli de manière plus stable, offrant les conditions favorables à une construction de son identité. Nous tentons, autant que faire se peut, d'entrer en contact avec les membres de la famille élargie afin d'en faire, quand cela est possible, des personnes-ressources.
Enfin, nous avons mis en place un autre espace de médiation, composé d'artisans, sportifs et artistes, qui permet aux jeunes de s'exprimer différemment et de rencontrer, parfois pour la première fois des professionnels qui ne sont pas issus du champ éducatif.
Les jeunes sont accueillis en famille d'accueil, chez des assistants familiaux qui habitent une maison de fonction aménagée de sorte qu'espaces privés du jeune, espace de la famille et espaces communs soient au mieux délimités ; les assistants familiaux sont accompagnés à la demande et au quotidien par une équipe d'accordeurs et de psychologues pour répondre au mieux aux besoins, tensions et

[35] Direction des Affaires Sanitaires et Sociales qui était en charge de l'enfance en danger avant la loi de décentralisation de 1983.

mouvements contrariés du jeune accueilli en premier lieu en situation de crise et de désarroi. L'engagement qui est pris est le remaniement pensable des liens et de l'attachement et de la confiance au cœur d'une autre famille que la sienne, une grande famille, celle de la maisonnée où il habite conjuguée à celle de La Métis et de Rencontre 93 et aux liens renouvelés avec sa parentèle.

Pour nous, un espace thérapeutique tiers est la garantie de limiter les risques de rupture, et de fournir un espace confidentiel, où les symptômes du placement peuvent être travaillés. Dès lors, les Centres Médico-Psychologiques, Maisons des Adolescents et autres structures de pédopsychiatrie deviennent essentiels. Le maillage que nous mettons en place permet au jeune de s'ouvrir à d'autres perspectives, dont, principalement, la sortie de notre structure au moment opportun, car le but de notre accompagnement est toujours la fin de celui-ci.

À La Métis, nous avons la chance de co-construire le projet de soin des jeunes que nous accompagnons avec les soignants. Nous avons à plusieurs reprises pu maintenir notre espace de médiation pendant une hospitalisation et affiner les modalités de notre accompagnement : visite quotidienne avec la famille si nécessaire, possibilité de proposer un « sas », « une mise au vert », à la sortie de chaque hospitalisation avant le retour sur le lieu de vie. Nous pensons que la place de « l'accompagnant » pendant l'hospitalisation mériterait d'être repensée concernant les jeunes placés n'ayant pas ou plus de liens familiaux. De secteur d'hospitalisation en secteur d'hospitalisation, nous avons créé un lien avec les soignants, les médecins, et avançons vers une pratique commune... Il a fallu que les médecins rassurent les équipes éducatives, par exemple concernant des séances de sismothérapie pour une jeune fille de 15 ans. Puis à notre tour, nous avons dû rassurer les médecins, lors de l'hospitalisation d'un jeune majeur, diagnostiqué psychopathe par 4 psychiatres différents, le

médecin-chef demandant alors de notre part la garantie que nous n'allions pas « abandonner » le jeune au Centre d'Accueil et de Crise. Nombreux sont les services ayant vécu l'expérience de jeunes majeurs, « déposés » par des éducateurs, faute de solutions et de moyens. La structure de soin est considérée comme l'antichambre de la rue.
Les limites de la protection de l'enfance sont donc parfois celles de l'entrée en psychiatrie : la peur, le sentiment d'impuissance, le manque de connaissance de la psychiatrie conduisent parfois les éducateurs à une impasse pour la personne accompagnée. Nous avons besoin d'être rassurés face à la folie, nous exigeons des diagnostics, ce qui est le plus souvent un non-sens s'agissant d'adolescents. Nous, travailleurs sociaux en protection de l'enfance, voulons que la médecine soigne et guérisse. *A contrario,* à l'heure de la tarification à l'acte et de la dernière étape du plan de destruction de l'hôpital public, nous nous retrouvons parfois face à une institution malade, qui se voit toujours toute-puissante vis-à-vis des patients, alors qu'elle n'a plus de moyens pour les soigner efficacement, et qui peut exiger la présence de parents fragiles et clivés, ou plus simplement qui travaillent, pour signer tel ou tel document, trois fois par jour… Un autre service exigera que le jeune montre patte blanche avant et pendant son hospitalisation et soit en adhésion avec le projet d'hospitalisation. Il faudra un jour un curriculum vitae et une lettre de motivation pour intégrer une unité d'hospitalisation… La tension est palpable à l'hôpital et se cristallise malheureusement souvent autour de la décision de sortie d'hospitalisation, « justifiée médicalement », mais en réalité prise parce que la place doit être libérée pour un autre patient. Nous pensons que l'accueil et la sortie d'hospitalisation sont des étapes charnières. Il est essentiel d'établir une relation de confiance réciproque avec les personnels de l'hôpital pour réussir ces moments.

La première étape est celle de la rencontre et la confrontation des représentations réciproques. Nos équipes luttent contre la représentation de l'hôpital qui « garde » le « fou » indéfiniment, jusqu'à ce qu'il aille « bien ». Tout comme l'amélioration et la stabilisation de la santé psychique de l'adolescent, la confiance et le faire ensemble avec la psychiatrie exigent du temps, de la pratique, de la souplesse, de la contenance … et du conflit ! Il y a tant de situations différentes, de jeunes différents.
Nous, médecins, soignants, psychologues, éducateurs, artistes, assistants familiaux, sommes périodiquement confrontés à nos limites et notre impuissance. Cela doit nous conduire à la parallaxe, à développer la patience et à nourrir l'espoir, dans ce double mouvement, mortifère et vers la vie... L'accompagnement dans la décompensation, la prise de risque, l'accompagnement pour les "injections à effet retard" pour des mineurs deviennent alors notre pratique quotidienne, la dérogation devient la norme. Les mouvements d'équipe entraînent une « déliaison pathologique des liens » (Pinel, 1996, p. 48) constante avec laquelle il faut composer.

Cette méthode fondée sur le pluralisme, la médiation, le dynamisme des propositions et l'audace des confrontations nécessaires, est-elle efficace dans tous les cas ? Certes non ; mais elle nous semble répondre à l'esprit de recherche, d'insouciance et de défi, souvent excessif, qui caractérise la jeunesse. Elle offre donc un cadre possible à l'espoir et à la vie, à condition bien sûr qu'en tant qu'adultes nous « tenions » notre place. Et c'est en ce sens qu'elle exige un maximum de travail et de retour réflexif sur nos pratiques respectives.
« Tenir sans retenir ; ensemble » est la maxime de notre engagement. La Métis représente et met en œuvre la transversalité des pratiques et fait vivre tant l'alternative au placement que le placement alternatif.

L'écrit, comme don qui inaugure la rencontre ...

L'affirmation bien connue de D.W.Winnicott (1943): « un bébé seul, ça n'existe pas » signifie qu'un nourrisson ne peut exister sans sa mère ou une suppléance maternelle qui en prend soin tant au niveau somatique que psychique. C'est en évitant l'écueil d'une confusion des places que nous engageons notre travail afin de créer les conditions favorables pour « supporter » le jeune, au sens du *holding* winnicottien, c'est-à-dire l'aptitude au portage tant physique que psychique du jeune accueilli. Nous nous mettons en posture d'être cet *Autre secourable*, dans le même temps familier et étranger : *Le Nebenmensch* (Freud, 1895, p.375), symboliquement cet « être humain proche » ou encore « l'être humain d'à côté » capable de reconnaître l'altérité et l'identité. Celui appelé à soutenir quelque chose d'une condition subjective en lui octroyant le droit, dans la sollicitude, de « faire partie d'une communauté humaine, car une place lui a été faite » (Baligand, 2013, p.64). Une place d'autant plus importante à offrir à cette jeunesse, exclue du jeu social et des institutions, du fait de problématiques existentielles dont l'expression à jusqu'alors pris la forme du ravage.

« Un enfant ou un adolescent seul, ça n'existe pas » non plus. Et, c'est en partant de ce postulat que nous pensons essentiel à l'accueil d'un jeune, et dans une perspective de « premiers soins » de nous engager dans ce qui nous semble être un préalable : la consultation des écrits relatifs à son parcours de vie et de prise en charge à l'ASE[36]. En effet, dans le cadre de nos missions, nous sommes amenés à consulter les dossiers des jeunes au tribunal pour enfants de Bobigny.

Nous avons été particulièrement alertés à la lecture de certains de ces dossiers puisque dans bien des cas nous nous sommes aperçus qu'il y avait eu des omissions, des

---

[36] Aide Sociale à l'Enfance

suppressions ou déformations de faits majeurs. Autant d'éléments anamnestiques qui, s'ils avaient été portés à la connaissance de l'ensemble des professionnels, auraient grandement facilité l'élaboration, la construction et l'orientation de la prise en charge en venant fournir un éclairage indispensable pour pouvoir travailler avec lui, la question du soin, de l'acte thérapeutique. Nous aimons présenter cette démarche comme un exercice archéologique qui permet de penser le jeune, la genèse de son placement, de son histoire familiale et la prise en charge qui pourrait lui être le plus favorable. Cet exercice archéologique prend la forme d'un travail de recherche, de rassemblement, reliure et maillage au profit de ces jeunes en très grandes souffrances identitaires qui ont pour point commun des parcours de vie qu'on peut dire chaotiques, voire traumatiques et toujours jalonnés de très grandes souffrances.

Consulter les écrits conservés au Tribunal pour Enfants permet de trouver, ou bien retrouver pourrions-nous dire, ce que le temps, et la multiplicité des prises en charge, a pu faire oublier. Ce travail de mémoire ouvre à des vestiges, ce qui reste du temps et de son œuvre, dans un processus de subjectivation qui permet d'inscrire l'investigation dans un lien à l'autre, une relation subjective. Ce travail, tout en faisant exister le jeune en tant qu'Autre, permet d'anticiper la manière dont nous l'accompagnerons dans ses mouvements psychiques.

Ce don inaugural se matérialise dans le Réel par un écrit synthétique et devient lieu d'inscription, de liaison et d'un possible accordage des professionnels, en réponse au processus adolescent de déliaison. Aussi, comme un recueil rétrospectif, le rapport qui résulte de la consultation de dossiers ouvre à des pistes de réflexion autour de l'origine du symptôme et sa construction. Ce travail d'évaluation, comme étayage qui n'a pas pour autant la prétention d'être un travail d'expertise vient néanmoins dire quelque chose

du mode d'être-au-monde de l'adolescent, de son fonctionnement psychique.
C'est fort de ces constatations que nous soutenons qu'« Un pédopsychiatre seul, ça n'existe pas ! ». En effet, nous considérons le soin pédopsychiatrique comme un axe de travail clinique partagé, qui ouvre à la nécessité d'une mise en dialogue entre les différents champs professionnels, conceptuels et théoriques. C'est aussi la question même de l'organisation territoriale de l'action en faveur du jeune qui nous semble *de facto* soulevée par cette affirmation, car l'enfant ou l'adolescent, sujet d'une prise en charge pédopsychiatrique « appelle à la mobilisation des différents corps de professionnels en mesure de traiter les aspects de cette problématique relatifs à leur champ de compétence. Les uns viennent éclairer des aspects de la situation et permettre aux autres une décentration des failles attaquées les concernant directement ». [37]
Le temps précieux d'une concertation, qui manque souvent dans les services dédiés à la protection de l'enfance, le temps d'une élaboration collégiale avec les différents acteurs qui concourent parfois depuis de nombreuses années à la prise en charge d'un même jeune. Un espace pour le penser ensemble, dans sa subjectivité, la singularité de son histoire afin qu'il puisse notamment s'autoriser un jour à se penser lui-même. Même si leur temporalité n'est pas la nôtre : puissent toutefois ces temporalités se rencontrer et s'harmoniser.
Nous avons aujourd'hui la conviction qu'il s'agit pour nous, en tant que professionnels et acteurs de terrain qui nous orientons du vivant, d'œuvrer en faveur de ces temps communs d'élaboration entre les institutions afin de borner

---

[37] Libeau Mousset L.," Les mineurs dits « incasables » Une analyse des facteurs de risques de vulnérabilité des adolescents, à travers leurs parcours de vie et les prises en charge institutionnelles, Rapport final de recherche, avril 2008, p.72

le registre de nos interventions respectives face à ces jeunes toujours en bordure des dispositifs. Comme Claire Brisset[38] vient à le réaffirmer, dès lors que nous travaillons avec des adolescents ayant des troubles psychiques, nous ne pouvons faire l'économie « d'organisation concertée » entre institutions au risque de fonctionner dans une logique propre, qui expose tant le jeune que les institutions à de graves difficultés. Temps de concertation indispensable pour penser ensemble l'articulation créative d'une prise en charge qui se voudrait « suffisamment bonne » (Winnicott, *The good-enough mother*, 1963).

Bibliographie

- Baligand P., « *La demande d'asile : l'attente du lieu d'un lien social ?* », Topique 2013/1 (n° 122), p. 64
- Brisset C., Rapport annuel du Défenseur des enfants au Président de la République et au parlement : année 2004, Documentation française. En ligne : https://www.ladocumentationfrancaise.fr/rapports-publics/044000558/index.shtml
- Barreyre J.-Y (Dr), Fiacre P., Joseph V. & Makdessi Y. (juillet 2008). *Une souffrance maltraitée. Parcours et situations de jeunes dits « incasables », CEDIAS – Délégation ANCREAI Île-de-France*, Rapport final de recherche ONED 2008. En ligne : https://www.anthropos-consultants.fr/IMG/pdf/ONED_rapport_final.pdf
- Deligny F. (1998). Graine de crapule suivi de Les Vagabonds efficaces. (p.261). Paris : Dunod
- Detienne, M. et Vernant, J.-P. (1974). L'antiquité classique, *Les ruses de l'intelligence, la mètis chez les Grecs*, Paris : Flammarion, 1992

[38] Brisset C., Rapport annuel du Défenseur des enfants au Président de la République et au parlement : année 2004, Documentation française

- Ferrand J.-C., *De l'utopie à l'imagination créatrice, quarante ans auprès des jeunes en difficulté*, Expansion Scientifique Française : Paris, 1991
- Freud S., (1895), Entwurf einer Psychologie. In : *Gesammelte Werke, Nachtragsband*, pp. 375-486, Francfort : S.Fischer
- Kaës R., Crise, rupture et dépassement, Paris : Dunod, 2001
- Libeau Mousset L. & Winter A. (avril 2008). *Les mineurs dits « incasables », Une analyse des facteurs de risques de vulnérabilié des adolescents, à travers leurs parcours de vie et les prises en charges institutionnelles,* Rapport final de recherche ONED 2006. En ligne : https://www.onpe.gouv.fr/system/files/ao/rapport_final_oned-icsh_2008.pdf
- Pinel, J.-P. 1996. « La déliaison pathologique des liens institutionnels », dans R. Kaës et coll., Souffrance et psychopathologie des liens institutionnels (p.48-79). Paris : Dunod
- Winnicott D.W. (1951), L'angoisse associée à l'insécurité, in *De la pédiatrie à la psychanalyse*, (pp. 198-202). Paris : Payot

VARIA

L'approche transculturelle dans les mesures judiciaires d'investigation

Parler des choses d'ici de même que des choses de là-bas, en quête de sens pour son existence

Marie-Noëlle Merschardt [39]

Introduction

Pour grandir et se construire, les enfants ont besoin d'être nourris et portés physiquement et psychiquement, et ce sont des tâches fondamentales qui incombent aux parents.
Aussi être parent, c'est prendre soin de son enfant et le protéger. Être parent c'est une histoire individuelle et collective, une expérience complexe pour conduire son enfant vers l'autonomie.
Certains parents sont pris dans des trajectoires personnelles, des contextes familiaux ou environnementaux qui peuvent compromettre la sécurité psychique et physique des enfants.
Lorsqu'une situation d'enfant en danger est signalée à l'autorité judiciaire, le juge des enfants peut ordonner une Mesure Judiciaire d'Investigation Éducative (MJIE).
Cet article porte sur le contexte des MJIE pour des enfants nés ici ou là-bas et dont les parents viennent d'ailleurs. Les nombreux entretiens avec les familles et l'analyse des situations ont constitué le support de notre réflexion qui s'appuie également sur une pratique professionnelle et une méthodologie complémentariste puisée dans l'approche transculturelle. Cet article soulève les limites rencontrées

---

39Marie-Noëlle Merschardt, éducatrice de jeunes enfants, éducatrice spécialisée, service d'investigation éducative (95).

dans le travail et questionne l'évaluation du danger dans ces situations, dans leur spécificité. Dans une perspective d'ajuster notre pratique, il propose ensuite une démarche spécifique inspirée de l'approche transculturelle, qui permet d'intégrer la dimension culturelle dans la rencontre, l'évaluation et l'analyse de la situation du danger.

La Mesure Judiciaire d'Investigation Éducative

L'objectif de la MJIE définie par la circulaire d'orientation du 31 décembre 2010, est de recueillir des éléments sur la personnalité du mineur, sur ses conditions de vie, sa situation familiale et sociale et d'évaluer l'existence d'un danger ou d'un risque de danger pour sa santé, sa sécurité, sa moralité et son développement. La MJIE est un outil de compréhension éclairant la situation familiale, une analyse pluridisciplinaire de la situation et une aide à la décision du Magistrat.

Les professionnels confrontent les éléments recueillis sur la situation de l'enfant et sur les capacités parentales dans une perspective d'appréciation du danger.

Les reflets des limites dans le travail d'investigation

Dans notre quotidien professionnel, nous sommes au cœur de la diversité culturelle et nous intervenons auprès d'enfants nés ici ou là-bas et dont les parents viennent d'ailleurs.

Les entretiens avec les familles en situation migratoire ont mis en exergue toute la complexité d'évaluer la situation, suscitant de nombreuses interrogations au sein de notre service d'investigation. Que sous-tendent nos propres représentations de l'altérité et des différentes pratiques culturelles dans la façon d'évaluer la situation de l'enfant ? Il y a mille et une façons de faire et d'être parent, comment penser la pluralité ?

Dans le travail auprès des familles qui viennent d'ailleurs, les différentes cultures, les logiques scolaires, judiciaires

entrent en collision. En effet, on remarque que pour certaines familles migrantes, le signalement ne fait pas sens. En entretien, une mère sénégalaise nous dit : « C'est quoi les enfants sont en danger. J'ai du mal à comprendre, les enfants ne sont pas maltraités, c'est injuste. ».
Ainsi, pour ces familles qui viennent d'ailleurs, le danger ne s'apparente pas à la façon dont nous le considérons ici. Chez eux, le danger c'est la guerre, la famine, la précarité des conditions de vie et les difficultés familiales sont l'affaire du groupe et non des services de l'état. D'où l'incompréhension et les malentendus qu'il est nécessaire de dépasser.
L'analyse de notre pratique a montré des limites pour appréhender la situation et pour qualifier le danger. Nous avons constaté d'une part que nous nous attachions peu aux composantes culturelles. D'autre part nous étions conscients que chaque professionnel portait sur les situations un regard imprégné de sa culture et de ses propres représentations des schémas familiaux et parentaux qui pouvait générer un biais dans son analyse de la situation. La tendance pouvait être d'interpréter le fonctionnement familial, l'éducation des enfants et les comportements à travers une grille de lecture entachée d'une vision ethnocentriste.
Les échanges lors des entretiens avec les familles ont montré que les parents pouvaient être limités dans leur expression en raison de la barrière linguistique. Certains propos restaient incompris nous empêchant d'avoir accès à la complexité de la situation.

L'approche transculturelle : un outil dans la MJIE

Face à ces constats, nous avons développé une démarche spécifique intégrant la dimension culturelle dans la rencontre avec ces familles, dans l'évaluation et l'analyse de la situation.
Ainsi en aménageant l'espace de la rencontre de l'autre, on

s'ouvre à l'altérité. En se décentrant, on se rend compte que nos manières de faire ne sont pas uniques, mais qu'il existe d'autres modes de vie et d'éducation que ceux que nous connaissons. Se décentrer demande un regard sur ses représentations, ses a priori et permet aux parents de s'inscrire dans la rencontre. Un père haïtien confie en fin de mesure que l'intérêt que nous avons porté aux « choses du pays » lui a permis de saisir que nous pouvions entendre des logiques culturelles éloignées des nôtres. C'est ainsi qu'il s'est autorisé à parler du vaudou et de la possession pouvant expliquer les crises de son fils. Tout en prenant en compte cette étiologie culturelle, nous avons pu cheminer vers des consultations transculturelles, là où il s'est approprié cette démarche thérapeutique.

Travailler avec des interprètes formés

Afin de faciliter la relation et la communication, nous avons recours à des interprètes formés. La présence de l'interprète permet une mise en confiance de la personne qui se sent mieux reconnue et respectée. Elle nous permet d'accéder finement au contenu subjectif du parent et à l'univers référentiel de la famille. L'interprète apporte un éclairage sur des données culturelles non connues des professionnels. Nous savons également que tout ce qui appartient à l'intime reste difficile à exprimer dans une langue qui est autre que sa langue maternelle. Les échanges dans la langue maternelle chargée d'affect favorisent le récit, le vécu des émotions et permettent davantage de faire circuler les idées et les pensées.

Évaluer la situation de l'enfant et la notion de danger dans une démarche transculturelle

Dans la pratique, nous appréhendons la situation familiale de l'enfant en prenant en compte les variables culturelles qui nous offrent une autre grille de lecture. Lors des entretiens avec les parents, nous nous invitons dans leurs univers culturels pour comprendre leur manière d'être parents et leurs façons de se représenter le monde. Je me souviens de ces parents qui refusaient de saisir la MDPH (Maison Départementale des Personnes Handicapées) afin que leur fille Zineb puisse bénéficier d'une scolarité adaptée. Ce refus avait entre autres conduit à un signalement. Zineb avait des problèmes de compréhension et de mémorisation qui engendraient un retard important dans les apprentissages. Avec ses parents, nous avons exploré les logiques culturelles, ce qui nous a éclairés sur les raisons de leur refus. D'une part, la mère de Zineb interprétait les limites de sa fille comme un fait de Dieu, une différence acceptée, qui ne relevait pas d'une prise en charge spécifique. D'autre part, son père s'opposait à une prise en charge par la MDPH parce que pour lui le handicap est une infirmité physique, ce qui n'était pas le cas pour Zineb. On voit ici en quoi les éléments culturels donnent une autre lecture de la position de ces parents. Ensemble, nous avons coconstruit un travail significatif leur permettant de voir l'utilité de la MDPH pour leur fille et à la mère de Zineb de conclure en disant : « ce qui compte c'est Zineb, si on m'avait expliqué avant, j'aurais tout fait ». Parfois les troubles du comportement de l'enfant ou des passages à l'acte conduisent à la transmission d'un signalement. Nous prenons appui sur des apports théoriques pouvant expliquer le contexte qui vient agiter l'enfant. Moro&Nathan (Moro&Nathan, 1989) et Moro (Moro M., 1994) par exemple, ont défini la vulnérabilité spécifique des enfants de migrants. Leurs travaux ont mis en avant 3 périodes de vulnérabilité : la mise en place des interactions précoces mère enfant, la période du début des apprentissages scolaires (6/8 ans), moment d'inscription de l'enfant dans son pays d'accueil et l'adolescence, période de construction identitaire. Les enfants nés ici, dont les parents viennent d'ailleurs évoluent entre deux mondes, le monde du dedans, celui du milieu familial et le monde du dehors, le monde extérieur, l'école. Ils peuvent se perdre entre ces deux mondes et manifester leur mal-être par des troubles du comportement. Dans ces situations, nous préconisons en fin de MJIE une aide éducative visant à soutenir ces enfants pour qu'ils puissent tisser des ponts permettant de faire liaison entre ces mondes. Nous pouvons parfois orienter les familles vers des consultations transculturelles.

Faire grandir son enfant loin des siens est parfois une expérience périlleuse. Pour mieux saisir la complexité de la situation, nous nous intéressons au récit de la migration, car nous savons que la migration, qu'elle soit choisie ou subie, bouleverse l'existence des individus, vulnérabilise les familles et peut entraver la parentalité. Pour ces mères migrantes qui sont en difficultés dans la relation à leurs bébés, notre évaluation transculturelle met en évidence l'impact de la migration sur la parentalité et toute la complexité d'être mère en exil, confrontée à la rupture dans la transmission, à l'isolement, souvent à la précarité et souligne la logique d'accompagner ces mères dans la nécessité du besoin de protection de leurs enfants. La migration créée en effet un déracinement et entraîne une perte de repères, une perte de l'enveloppe contenante constituée par la culture. En ce sens, elle est potentiellement traumatique (Moro M., 1994,200 2).

La parentalité à travers le prisme de la culture

Les rencontres avec les familles nous apprennent qu'il y a différentes manières d'être parents et que la parentalité, composée d'ingrédients individuels, familiaux et collectifs est colorée par le culturel. Les professionnels sont parfois déroutés et alertés par certains comportements parentaux, qu'ils interprètent comme un risque potentiel de danger pour l'enfant. Lorsque je rencontre cette mère africaine, elle ne comprend pas les inquiétudes des professionnels ni leurs demandes implicites dans sa propre logique culturelle. Elle dit aimer son bébé et prendre soin de lui. De leur côté, les professionnels de la maternité s'inquiètent : la mère ne regarde pas son bébé, elle lui parle peu, ce qu'ils interprètent comme une difficulté à l'investir. Dans le cadre de notre évaluation, nous prenons en compte les éléments culturels qui offrent une autre lecture, car ici, les mères interagissent avec leur bébé par le regard, la parole, des échanges ludiques, là-bas, les interactions mère enfant sont constituées par des échanges corporels et kinesthésiques : le portage, le massage, les bercements. Cet exemple montre toute l'importance de s'attacher à la dimension culturelle pour mieux évaluer la question du danger. Pour aller plus loin, Stork (2004) et Moro (1994) ont montré l'influence de la culture sur le mode de relation à l'enfant, les techniques de maternage et les pratiques éducatives. Nous comprenons que s'il existe des universaux, tous les parents veulent faire grandir leur enfant et le protéger, les réponses sont multiples. Ici, on regarde son bébé, là-bas on évite pour le protéger du mauvais œil. Dans certaines cultures, que l'enfant dorme séparé de sa mère représente un danger pour lui. Dans d'autres cultures, il est recommandé pour le bon développement de l'enfant qu'il dorme seul. Ici, les fonctions parentales reposent sur le père et la mère. Là-bas, l'éducation des enfants est collective et incombe aux parents et aux adultes du groupe. En évaluant la situation, nous sommes vigilants à entendre que ce qui est la norme, la façon de faire avec un enfant, qui diffère de la nôtre ne représente pas nécessairement un risque de danger pour l'enfant.

Nous enrichissons notre analyse des situations familiales en nous inspirant de la méthode complémentariste énoncée par Devereux (Devereux G., 1972). En nous décalant de la psychothérapie, nous avons adapté cette méthode à notre analyse en y apportant deux regards complémentaires, l'un s'appuyant sur l'analyse psychoéducative et l'autre sur l'anthropologie. Nous sommes vigilants à ne pas réduire la problématique à la dimension culturelle, mais il s'agit bien de penser la situation et de donner un sens aux difficultés.

Moussa, le devenir d'un grand monsieur

Dans une information préoccupante, la directrice de l'école rapporte les propos de Moussa, 6 ans, qui se plaint de violences physiques de la part de son père. Le Juge des Enfants ordonne une MJIE et nous mandate afin d'évaluer la situation.

Les parents de Moussa, Monsieur et Madame Sankara, ont d'emblée exprimé leur incompréhension de l'intervention judiciaire. Ils soulignent qu'ils aiment leur fils et qu'ils veulent « le meilleur pour lui ». Monsieur et Madame Sankara signifient qu'ils se sentent jugés comme des mauvais parents et remis en cause alors qu'ils se considèrent pleinement investis dans leurs responsabilités parentales et dans l'éducation de leur enfant. Dès le début de la mesure, nous sommes face à un malentendu au cœur des croisements des logiques institutionnelles et des logiques familiales. Nous prenons le temps d'écouter Monsieur et Madame Sankara puis nous échangeons ensemble afin de dépasser ce malentendu.

Monsieur Sankara insiste sur les ambitions de réussite qu'il projette pour son fils. Madame Sankara confie que le couple a fait le choix de quitter leur pays afin d'offrir « une vie meilleure » à leurs futurs enfants. Ayant grandi au Mali dans des conditions de vie précaires, Monsieur et Madame Sankara n'ont « pas beaucoup été à l'école ». Ils soulignent l'importance qu'ils accordent à la réussite scolaire de leur fils. Monsieur Sankara souhaite que « Moussa devienne un grand Monsieur ».

Monsieur et Madame Sankara reconnaissent avec authenticité les corrections physiques infligées à leur enfant et font preuve de capacités à en parler. Madame Sankara indique que culturellement c'est une pratique éducative utilisée au Mali, pour que l'enfant intègre les interdits.

Madame Sankara est consciente de la complexité d'élever un enfant : « j'apprends à éduquer mon enfant. On prend modèle sur comment on a été éduqué nous-mêmes ». Monsieur Sankara reconnaît avoir frappé Moussa.
La rencontre avec ces parents agit sur la professionnelle que je suis et suscite des mouvements contre-transférentiels culturels. La distance qui me sépare de cette manière d'éduquer les enfants me déroute dans un premier temps, elle m'emmène vers une vision critique de ces pratiques. Le décentrage me permet de me décaler de nos manières de faire. L'authenticité de Monsieur et Madame Sankara et leur désir sincère de bien faire pour leur enfant suscitent de l'empathie et génèrent un positionnement contre-transférentiel bienveillant et soutenant.
Monsieur Sankara explique que culturellement, les corrections physiques sont des moyens éducatifs pour l'éducation des enfants : « *moi, j'ai grandi au Mali et on élève les enfants en les tapant* ».
L'approche transculturelle souligne que les références culturelles de chaque monde ne situent pas la violence au même endroit. Les éléments anthropologiques nous apprennent que dans certaines cultures, les corrections physiques sont une modalité d'éduquer les enfants. Elles sont légitimées par la société tout en étant encadrées par certaines règles. Il ne s'agit pas d'une forme de maltraitance.
Pour Monsieur Sankara, il est de sa responsabilité de père d'éduquer son enfant. Il souligne que son intention n'était pas de lui faire du mal : « *tu sais c'est mon enfant, je veux pas taper pour faire mal. Moi, j'ai fait par rapport au Mali, j'ai pas adapté ici, je connais pas la culture, je connais pas les lois ici* ». Le cadre judiciaire interdisant les violences aux enfants pose la loi et apparaît ici comme un contenant, qui viendrait représenter la régulation faite au pays par le groupe. Nous avons travaillé avec Monsieur Sankara sur le contexte des violences sur son fils. Monsieur a pu

reconnaître que derrière les violences, il y avait sa crainte que son enfant ne réussisse pas à l'école.
Au cours de cette mesure, nous avons repéré que Moussa est un enfant vif et éveillé qui ne montre pas de fragilité particulière dans son développement. Monsieur et Madame Sankara sont soucieux de son éducation et se montrent vigilants pour assurer le suivi de la santé et de la scolarité. Le travail transculturel a permis d'associer les parents à la réflexion. Monsieur et Madame Sankara ont cheminé sur leurs pratiques éducatives en tenant compte de ce que les professionnels leur renvoyaient. Notre intervention leur a permis de saisir le contexte des passages à l'acte violent en lien avec leurs fortes exigences de réussite scolaire pour Moussa. Monsieur Sankara a été en capacité de se décaler des modèles qu'il a lui-même connus. Étant donné le réel intérêt de ces parents pour leur enfant, leurs compétences parentales certaines et le travail leur ayant permis qu'ils comprennent le contexte des passages à l'acte violent et qu'ils s'approprient de nouvelles modalités éducatives, nous avons préconisé un non-lieu en assistance éducative.

Fatou, perdue entre le monde d'ici et celui de là-bas
La situation de Fatou âgée de 4 ans ½, a été signalée au Juge des Enfants. À l'origine du signalement, la directrice de l'école a fait part de ses inquiétudes concernant le comportement de Fatou qui ne supporte pas la frustration, refuse l'autorité et fait de violentes crises de colère. Les professionnels font l'hypothèse d'une possible maltraitance maternelle eu égard aux conduites oppositionnelles de la fillette.
Lorsque nous la rencontrons, la mère de Fatou a besoin d'exprimer ses ressentis suite au signalement et ses appréhensions quant à l'intervention du Juge des Enfants. Elle dit être affligée, mise à mal d'être suspectée de violences sur sa fille et souligne : « *je n'ai pas souhaité tout ça, je n'ai jamais maltraité mes enfants. Je fais tout pour*

mes enfants ». Elle indique qu'elle ne reconnaît pas sa fille dans la description qui est exposée par l'école.
La relation de confiance s'établit avec la mère de Fatou qui accepte de confier des éléments de son histoire. La mère de Fatou est née au Sénégal. À 22 ans, elle a quitté son pays pour venir en France dans l'espoir d'avoir une vie meilleure. La mère de Fatou est mariée avec Monsieur Daouda. Fatou et Ibrahim 2 ans, sont nés en France de leur union. Monsieur Daouda est bigame. Il a d'autres enfants qui vivent avec leur mère au Sénégal. Monsieur Daouda alterne des séjours entre la France et le Sénégal.
La mère de Fatou nous parle de sa fille et de l'environnement dans lequel elle grandit. Elle précise qu'elle a fait le choix de s'arrêter de travailler pour s'occuper de Fatou. Elle décrit un lien très fort avec sa fille qu'elle a beaucoup portée et bercée. Fatou n'a pas fait l'expérience d'être séparée de sa mère avant son entrée à l'école.
Au domicile, Fatou évolue dans un environnement empreint de la culture du pays. Le Soninké est la langue parlée à la maison. Le logement porte les couleurs du pays. La mère de Fatou prépare des plats traditionnels.
Lorsque nous la rencontrons seule en entretien, Fatou apparaît méfiante et réservée. Elle a besoin d'être mise en confiance pour accepter de s'ouvrir à la relation. Elle raconte peu à peu comment c'est à la maison et évoque sa difficulté à « pas taper » à l'école.
Au cours de l'entretien, Fatou nous montre comment elle sait écrire les lettres de ses deux prénoms : Fatou et Aïcha. Elle précise qu'à l'école, elle est appelée Fatou et qu'à la maison, sa mère l'appelle Aïcha. Aïcha est le 1er prénom qui lui a été donné par sa mère, en référence au Coran, Fatou est le prénom choisi par sa mère en l'honneur de sa propre tante, qui l'a élevée.
La mère de Fatou relate qu'au domicile Fatou est plutôt calme. Elle aime jouer tranquillement. Nous observons en

entretien que la mère de Fatou s'adresse à sa fille avec beaucoup de douceur, elle la reprend de façon adaptée lorsqu'elle tente de tester les limites. Les différents échanges et nos observations nous permettent d'écarter l'existence de maltraitance maternelle.
Au cours des entretiens, la mère de Fatou dit être à la recherche de l'origine des colères de Fatou à l'école. Nous avons parlé des choses du pays, car nous nous intéressons à la manière dont elle peut se représenter les comportements de sa fille. Notre intérêt pour les aspects culturels et la prise en comptes des valeurs de la famille ont permis l'expression des croyances. La mère de Fatou parle des rites de protection au pays, qui entourent la naissance d'un enfant. Elle confie que dans le contexte migratoire, elle n'a pas bénéficié du soutien familial et de l'attention et des soins particuliers portés à la femme enceinte. Elle déplore que les rituels pour protéger Fatou n'aient pas tous été réalisés « comme au pays ». La mère de Fatou évoque une singularité chez sa fille, « un don » d'intuition que Fatou aurait héritée de sa grand-mère maternelle. Fatou a la particularité de ressentir positivement ou négativement les personnes. Ceci l'amènerait à percevoir si elle peut faire confiance à une personne ou pas. La mère de Fatou précise que celle-ci n'appréciait pas son enseignante et émet l'hypothèse que les colères de Fatou en sont peut-être la conséquence.
Dans l'analyse de la situation familiale, il est important d'énoncer le fonctionnement familial particulier imprégné de l'histoire et de la culture de cette famille, avec l'antagonisme du « monde du dedans », avec le « monde du dehors ».
Pendant ses trois premières années de vie, Fatou a bénéficié d'une attention maternelle privilégiée. Elle a été baignée dans l'univers culturel du pays d'origine de sa mère et imprégnée de cette enveloppe culturelle au travers des soins maternels, des rites, des éléments visuels, auditifs, gustatifs.

À l'âge de 3 ans, Fatou découvre un autre environnement en entrant à l'école. Elle subit une séparation brutale d'avec sa mère, d'où ses difficultés à s'adapter à l'école et manifeste des colères impressionnantes. L'école constate que les problèmes de comportement de Fatou concernent des moments de transition dans la journée : d'une activité à une autre, d'un temps scolaire à un temps de récréation, au temps du repas. Ceci rejoint donc la difficulté de passer d'un environnement à un autre, d'un espace à un autre où les règles seraient différentes.

L'analyse de cette situation montre que Fatou évolue entre deux mondes, deux environnements, deux cultures et deux langues. De plus, elle est prénommée Aïcha au sein de la famille et Fatou à l'extérieur. La langue au domicile, le Soninké, est différente de la langue utilisée à l'école. Ceci bien sûr, n'est pas à remettre en question car c'est par le biais de la langue et de la façon d'être prénommé que la transmission de la culture et donc des origines de la famille peut s'effectuer. Mettre à distance cette transmission pourrait être néfaste au développement des enfants. Toutefois, vivre entre deux mondes met Fatou en situation de vulnérabilité. Le clivage entre les deux mondes, qui existe dans la réalité si des liens ne sont pas créés entre les deux cultures, a un impact sur la construction psychique de l'enfant et la construction de son identité. Fatou a donc besoin d'être accompagnée, un peu plus qu'un autre enfant, à s'adapter à chaque cadre qu'on lui propose.

La mère de Fatou s'est montrée intéressée par notre analyse de la situation. Nous avons préconisé une mesure éducative à domicile dans un cadre administratif, l'objectif étant d'accompagner Fatou pour intérioriser quelques logiques du monde extérieur, de l'aider à construire des passerelles entre ses deux cultures, maintenir du lien entre l'école et la famille et mettre en place un suivi psychologique pour Fatou afin de l'accompagner dans sa vulnérabilité.

Analyse du contre-transfert culturel

La rencontre avec les familles qui viennent d'univers culturels différents touche les professionnels. L'altérité suscite des mouvements contre-transférentiels induits par la représentation collective portée par les professionnels. Dans ces deux situations, j'ai été attentive à mes réactions et mes émotions faisant écho à la rencontre de l'autre différent. L'étude du contre-transfert culturel m'a amené à identifier la manière dont je me positionne par rapport à l'altérité du parent, à ses manières de faire qui sont codées par la culture. L'analyse du contre-transfert culturel a fait ressortir des affects positifs envers ces deux familles. Il arrive aussi que le contre-transfert culturel soit négatif. Dans tous les cas, les professionnels doivent le prendre en compte, car ils jouent dans la relation, dans la manière d'analyser la situation et dans le travail avec les familles.

Pour conclure

L'exposé de cet article montre à quel point nous ne pouvons pas faire l'impasse d'intégrer la dimension culturelle dans la MJIE pour qu'elle soit porteuse de sens pour les familles, les professionnels et la société d'accueil. L'approche transculturelle met en lumière les logiques culturelles et permet une compréhension optimale de la problématique des familles pour mieux évaluer leurs besoins avant de définir les préconisations judiciaires ou sociales.

Nous avons vu comment les variables culturelles permettaient de contextualiser la notion de danger et comment certains éléments du signalement pouvaient ouvrir sur d'autres perspectives que le risque suscité par la différence culturelle. L'analyse du contre-transfert culturel permet de limiter les risques d'interprétations, en se décentrant de nos propres représentations.

Ainsi donc, l'approche transculturelle nous ouvre des possibilités de métissage des pensées susceptibles de

déboucher sur la création des espaces intermédiaires pour mieux travailler avec les familles venant d'ailleurs.
C'est maintenant aux professionnels sensibilisés à l'approche transculturelle d'ouvrir des pistes en faisant des passerelles avec les acteurs du social, du soin qui accompagneront les familles après la MJIE, être des passeurs d'un service à un autre. Il s'agit d'entendre les logiques culturelles, de les prendre en compte pour favoriser le travail avec ces familles, dans leur singularité.

Bibliographie

ALLAIN VOVARD, J. 2018. Protection de l'enfance et migration, Lyon, chronique sociale complémentariste, Paris, Flammarion.
MORO, M.R. 1994. Parents en exil. Psychopathologie et migrations, Paris, PUF.
MORO, M.R. 2002. Enfants d'ici venus d'ailleurs. Naître et grandir en France, Paris, La Découverte.
MORO, M.R. ; DE LA NOË, Q. ; MOUCHENIK, Y. Eds.2006. Manuel de psychiatrie transculturelle, travail clinique, travail social, Grenoble, La Pensée sauvage.
MORO, M.R & NATHAN, T. 1989. Le bébé migrateur, spécificités et psychopathologie des interactions précoces en situation migratoire, in Précis de psychopathologie du bébé, Paris, PUF.
STORK, H. 2004. « Variations culturelles du maternage », dans LEBOVICI, S. ; DIATKINE, R. ; SOULE, M. (sous la direction de), Nouveau traité de psychiatrie de l'enfant et de l'adolescent, Paris, PUF

CABINET DE LECTURE,
ANALYSE DE FILMS, DE JEUX VIDÉO

Fortnite « Battle Royale »: intime codé et Autre Machinique

Jean-Christophe Dardart[1]

Véritable succès du jeu vidéo avec ses plus deux cent cinquante millions de joueurs (Maçon, 2019), le jeu *Fortnite* vient tout juste de lancer sa dixième saison. Tandis que les vidéos en direct se multiplient pour partager cet événement, les inquiétudes montent également, les flux de données sont en tout cas dans une activité intense.

Nous devons à l'œuvre de Deleuze et Guattari (Deleuze. Guattari, 1972) le fait de ramener la machine du côté de l'intensité, du corps et de l'idée de flux. L'intérêt de leur approche est de questionner l'ordre de la machine en termes d'une libération des flux, mais aussi en termes d'oppression. Ces flux libres, qui sont de l'ordre du désir (les deux auteurs parlent de machines désirantes), sont dits « surcodés » afin de les restreindre. Ceci ne signifie pas pour autant qu'ils soient complètement emprisonnés, mais que leurs mouvements possibles sont codés par une exigence économique marchande. Pour Deleuze et Guattari, c'est en effet le propre du capitalisme que de libérer des flux pour ensuite les limiter dans le but d'augmenter la plus-value monétaire.

Or, que ce soit les jeux vidéo, les réseaux sociaux numériques et l'ensemble des Techniques de l'Information et de la Communication, nous retrouvons à la fois des possibilités, de la créativité, de nouvelles libertés, mais aussi de l'enregistrement, de la surveillance et des leviers comportementaux pour nous inciter à agir d'une certaine manière. Dans cette logique, le flux et la circulation ne servent pas tant un pouvoir dictatorial qu'une logique économique de la circulation de la marchandise. Ce qui est

---

1. Psychologue clinicien. Association Filigrane, 11, rue des Mazières 91000 Évry. Courriel : contact@jcdardart.net

ainsi commun à *Facebook*[2] et *Fortnite* c'est que ça doit circuler, réagir, partager, etc. Bref, une profusion !

Le jeu vidéo en ligne *Fortnite* fonctionne d'abord par sa capacité à procurer du plaisir, à engager le joueur, à l'impliquer et surtout à s'y investir. Nous pouvons appeler cela le « *fun* », un certain amusement marqué. Ainsi, deux jeux aux mécanismes similaires ne vont pas forcément procurer ce « *fun* ». Sans ce dernier, le jeu est fade et ennuyeux, et il aura peu de succès. Ce qui fait qu'un jeu est « *fun* » est par ailleurs difficilement formalisable. Il y a une part d'inconnu, et il est impossible d'appliquer une recette pour qu'un jeu devienne « *fun* ». Nous pouvons supposer que ce « *fun* » touche à une zone à la fois pulsionnelle, récréative, voire, dans certains cas, créative. Un jeu « *fun* » engage des sensations fortes, des rires et toutes sortes d'émotions et d'affects. Mais cet état ne dure pas forcément. Il y a quelques décennies, dans la presse vidéoludique, les journalistes distinguaient des jeux qui avaient « de la profondeur », qui procuraient donc du plaisir dans le temps, et des jeux « *funs* », c'est-à-dire plus immédiats et accessibles, mais qui devenaient vite ennuyeux. Ce côté intense et éphémère a trait à la pulsion qui se satisfait. Mais nous savons que la pulsion ne se satisfait jamais complètement, car sa poussée est constante et qu'au final, elle ne fait que tourner autour de son objet. L'aspect éphémère est également lié au modèle économique des jeux d'arcades (qui commencent à être produits dans les années soixante-dix) basés sur le fait de mettre une pièce dans une borne et d'engager très vite les joueurs, mais également de les faire perdre très rapidement par une difficulté

2. Voir « Le web Affectif » (Alloing. Pierre, 2017) qui décrit cette économie de la circulation des affects sur les réseaux sociaux

croissante[3]. *Fortnite* fait partie de ces jeux qui ont réussi à être finalement accessibles et profonds à la fois.

Qu'est-ce que le mode de jeu « *Battle Royale* » de *Fortnite* ?

Je précise que je ne parlerai pas de *Fortnite* dans sa totalité, mais seulement d'un mode de jeu qui s'appelle « *Battle Royale* ». *Fortnite* existe en effet sous trois modes que l'on peut définir comme trois jeux à part entière :

- « Sauver le monde », sorti en juillet 2017 qui est en « accès anticipé », c'est-à-dire que les joueurs paient un droit d'accès avant la sortie définitive du jeu.
- En septembre 2017 le mode « *Battle Royale* » qui est un jeu gratuit où cent joueurs s'affrontent avec des possibilités de jouer en équipe. Dans ce jeu il est possible d'acheter différents éléments cosmétiques pour son personnage.
- Enfin, le mode « créatif » qui permet de créer des éléments dans son île et de partager le résultat. Ce mode est gratuit depuis le 18 décembre 2018.

---

3. Dans ce modèle de l'arcade, c'est plutôt le fait que la pulsion ne se satisfait pas qui maintient une tension poussant alors à remettre une pièce. Par la suite, quand les mécanismes de l'arcade se sont déportés sur les consoles de salons ou ordinateurs personnels, l'insatisfaction est créée uniquement par la difficulté. Pour certaines personnes la répétition (le fait d'être obligés à recommencer autant de fois que nécessaire pour vaincre) fait d'autant plus monter une tension qui ne sera que plus intense lors de la libération par la victoire. Pour d'autres, sans doute la majorité, les frustrations répétées ne feront que les dégoûter du jeu. Ainsi une des problématiques pour les équipes qui développent les jeux a été de trouver un moyen d'adapter la difficulté aux différentes personnes. : un jeu trop difficile étant trop frustrant, un jeu trop facile étant ennuyant.

Le mode qui fait tant parler de lui et qui a un succès si fulgurant est en fait « *Battle Royale* ». Ainsi, lorsqu'on vous parle de *Fortnite*, il s'agit en réalité dans la grande majorité des cas de ce mode qui a sa propre équipe de développement. Il s'agit d'un jeu de tir à la troisième personne ou T.P.S. (Third Person Shooting), c'est-à-dire que la caméra se place derrière le personnage que l'on contrôle. Il se distingue par là des jeux de tir à la première personne ou F.P.S. (First Person Shooter) dans lesquels le monde est vu à travers les yeux du personnage, comme si l'on était à l'intérieur de lui. Le fait de voir le corps de son personnage est important par rapport à l'attrait des éléments que l'on peut acheter pour particulariser ce personnage. L'objectif proposé au joueur est simple : être le dernier survivant parmi cent joueurs. Pour y parvenir, il faut donc éliminer les autres joueurs avec des armes ou des pièges tandis que la zone de jeu se rétrécit de plus en plus. La particularité de ce mode, qui n'est pas le premier « *Battle Royale* » édité, est d'avoir une pioche pour collecter des ressources du décor afin de construire des bâtiments pour se protéger ou se mouvoir en hauteur. Cette dimension du jeu est importante, car elle multiplie les stratégies de jeu possibles et offre visuellement un véritable spectacle.
Comme beaucoup de jeux à succès, il est autant joué que regardé. Les chaînes sur *You Tube* ou *Twitch* qui montrent des parties sont nombreuses et avec une forte audience. L'esthétique colorée du jeu attire également beaucoup les enfants. L'expérience utilisateur ou *UX* (*User Experience*) se base sur des recommandations d'experts en sciences cognitives et neurosciences pour rendre l'expérience de jeu la plus agréable et amusante possible[4]. Enfin, *Epic Games,* l'entreprise qui édite le jeu, a su le rendre le plus attrayant possible en renouvelant son univers thématique avec un

4. Voir le livre de Celia Hodent (Hodent, 2017) qui a travaillé sur *Fortnite* avant l'arrivée du mode « *Battle Royale* ».

système de saison, comme pour les séries. D'une durée de dix semaines (sauf la huitième qui était de douze), elles sont nourries d'évènements et de défis divers et variés. Il se passe au final toujours quelque chose. Et c'est en partie cette profusion affective qui maintient le « *fun* ».

L'éditeur du jeu n'a pas oublié l'importance d'avoir des héros, en investissant dans l'organisation de tournois et de compétitions mettant en avant les joueurs les plus doués. Les sommes à gagner sont devenues très importantes : le dernier champion du monde en date a gagné trois millions de dollars le 29 juillet 2019. Ainsi, regarder ces champions jouer devient un vrai spectacle comme peut l'être le championnat d'un sport populaire.

Le jeu est disponible gratuitement sur de nombreuses plateformes de jeux[5]. De plus, même sur les consoles où il faut payer pour jouer en ligne, il reste gratuit, car il utilise ses propres serveurs. Enfin, les transactions financières n'offrent aucun avantage sur un autre joueur qui ne paierait rien, car les achats ne peuvent modifier que l'apparence. Mais justement, la subtilité est là : l'apparence peut être au cœur des relations humaines, surtout quand il s'agit de compétitions[6]…

Une expérience intime ?

Si le jeu se base sur des connaissances de notre fonctionnement comportemental et cérébral pour à la fois offrir une expérience ludique, inciter à rester et à investir le jeu, je ne développerai pas cet aspect. Cela nous ferait rentrer dans un débat trop large sur ce qui permettrait de distinguer les mécanismes incitatifs, coercitifs et addictifs.

---

5. Sur *Sony PlayStation* 4, *Microsoft Xbox One*, PC, MAC, *Nintendo Switch* et sur smartphone : IOS et Android

6. Les mécanismes incitatifs et économiques sont plus subtils et mériteraient d'être détaillés notamment avec les « *Battle Pass* » et les « *Battle Pack* », mais cela dépasserait l'objet précis de cet article.

Nous nous centrerons sur le fait que dans les jeux comme *Fortnite* ou au cœur des réseaux sociaux, la notion d'intimité s'est vue questionnée et transformée au point où aujourd'hui, nous pouvons avancer la notion d'« intime codé ».

Avant d'aborder l'histoire de cette notion, j'aimerais raconter ma rencontre avec ce jeu dans ma propre clinique. Plus précisément, comment m'est venue l'idée qu'il s'agissait peut-être d'une expérience intime. Je travaille principalement avec des enfants et des adolescents. Et les jeux vidéo ont toujours été présents dans leur discours et dans leurs productions en séance. Des jeux comme *Fifa*, *Call of duty*, *Minecraft*, *Pokemon* ou encore *Yokai Watch* reviennent régulièrement. Mais ce que ces enfants disent avec *Fortnite* apparaît « plus proche d'eux ». Entre autres, à travers les danses et un certain engagement corporel. Ces danses, effectuées par les avatars au sein du jeu, servent principalement à ponctuer sa victoire sur d'autres joueurs, mais elles peuvent également servir à provoquer les adversaires.

La première fois que j'ai entendu parler du jeu, c'était peu de temps après la sortie du mode « *Battle Royale* ». Avant de partir, un enfant me montra une danse et me demanda si je la connaissais. Il m'apprit alors que c'était une danse issue du jeu *Fortnite*. Par la suite, beaucoup d'enfants me parlèrent de ces danses. Ainsi, c'est à travers une mise en jeu du corps que le jeu est entré en séance. Certains enfants abordèrent leur quotidien en mettant en scène des parties qu'ils avaient faites. Un autre patient, un jeune adolescent de treize ans, voulait absolument partager avec moi ce qu'il avait ressenti lors d'un événement unique sur le jeu. Ce jour-là, sa demande fut qu'on puisse en parler après m'avoir montré la vidéo sur son téléphone. Peu à peu m'est venue l'idée que ce jeu réussissait à nouer quelque chose de suffisamment proche d'eux pour qu'ils en viennent à en parler autant dans l'espace de leur psychothérapie. En réalité, ce rapport intime avec ce type de jeux n'est pas unique à *Fortnite*, la différence tiendrait plutôt à son intensité. Nous pouvons également avancer que ce type d'intime est d'abord une caractéristique des Réseaux Sociaux Numériques (R.S.N). *Fortnite* fait donc partie d'une catégorie de jeux en ligne qui se pensent également comme des réseaux sociaux avec des relations et des échanges intersubjectifs au cœur de leur dynamique.

Fortnite devient ainsi un exemple particulièrement frappant de la transformation qui a lieu dans l'histoire de la notion d'intime.
L'intime débute avec ce qui est de l'ordre du secret, voire d'un indicible. Mais il va peu à peu s'extérioriser et se transformer. Les études en sciences sociales ne vont pas parler du secret dans l'intime, mais de son résidu ou de ses effets, comme le pointe par exemple la chercheuse en sciences de l'information et de la communication Sandra Lemeilleur : « [...] l'intime qui intéresse la recherche semble loin des canons classiques dans lesquels le monde de la pensée pose ce concept, car il ne s'agit pas de l'intime, mais de ce qu'il produit et donc d'une forme résiduelle. De ce fait, nous souhaitons sortir de ces représentations attachées à l'intime qui le cantonnent à l'invisible, l'indicible, donc à l'irrelevable sur le plan de la recherche pour analyser les résidus de l'intime. » (Lemeilleur, 2017, p.141). C'est donc en tant que l'intime devient quelque chose de relevable qu'il pourra alors être étudié. Le philosophe Mickaël Foessel (Foessel, 2008) parle également de l'intervention de l'Autre dans le rapport le plus intérieur à soi. « Pour Saint Augustin, le plus intérieur en lui, c'est Dieu. Dieu, c'est l'Autre, l'Autre en soi. » (Lemeilleur, 2017, p.141). À la différence de Foessel, Lemeilleur pense cependant qu'il n'y a pas un retranchement total dans l'intime. Elle le voit plutôt comme un entre-deux : « Parce que nécessairement lié à l'Autre,

l'intime n'est pas dans l'invisible, mais il est plutôt à chercher dans un maillage complexe entre l'action volontaire du "caché-montré" et l'action involontaire de l'"'échappé". L'intime, événement inouï, se déploie sans force, sans activité de raison, sans action préméditée. Il est cet inouï qui, à un moment donné, lie deux personnes. » (Lemeilleur, 2017, p.141).

Peu à peu dans l'histoire, l'intime va se transformer dans le même temps que le rapport à l'Autre se modifie : « L'intime dans ses nouvelles formes d'expression indique [...] que ce concept évolue dans le rapport qu'il entretient avec l'Autre » (Lemeilleur, 2017, p.137). Selon Lemeilleur, l'année 1215 est un premier moment important : « La relation à Dieu à travers la confession dans le christianisme a permis la promotion de l'intime. En 1215, le quatrième concile du Latran impose la confession auriculaire – à l'oreille du prêtre – et laisse de côté la confession publique » (Lemeilleur, 2017, p.143). Ainsi si l'on passe par l'oreille du prêtre, Dieu reste celui qui sait. Il est cet Autre à qui la parole s'adresse, mais qui est aussi cette instance qui sait. Le prêtre recueille la parole, mais c'est l'Autre qui a un savoir sur le sujet. Nous pouvons déjà voir là une différence entre l'Autre et ce que nous pouvons appeler l'Autre Machinique[7]. Ce dernier est à la fois l'instance qui enregistre ou prélève (le prêtre) et en même temps l'instance qui sait (Dieu). Nous pouvons ainsi défendre l'idée que c'est la nature même de cet Autre, devenu Autre Machinique, qui est aujourd'hui différente.

---

7. Il est important de souligner que je ne reprends pas la définition du machinique de Deleuze et Guattari bien que je les ai cités au début de ce texte. Dans le cadre de cet article, j'entends par machinique, ce qui relève de la machine selon Norbert Wiener (Wiener, 2001), c'est-à-dire ce qui transforme un message d'entrée en message de sortie selon un but déterminé.

Revenons à l'histoire de l'intime que Lemeilleur retrace. Le 19e siècle est une autre période de grands changements. Elle s'appuie sur les travaux de la maîtresse de conférences en langue et littérature françaises Véronique Montémont (Montémont, 2009) qui relève deux pics de l'intérêt pour l'intime : le premier entre 1880 et 1900, le second entre 1980 et 2000. Le point commun entre ces deux périodes est « récupéré par la machine éditoriale, et renforcé par le fait qu'intime s'est entre temps chargé de sens multiples, notamment en périphérie des domaines de la psychologie et de la sexualité » (Montémont, 2009, p.25). Dans cette machine éditoriale, l'intime devient un enjeu économique. Il est alors transformé par cette machine. En effet, pour Lemeilleur, dans les années 1980, deux types d'intimes se scindent. Celui du secret laisse la place à « l'intime de spectacle »[8] (Lemeilleur, 2017, p.136).

À partir de 2001, c'est une autre extériorisation de l'intime qui s'opère : sa transformation en objet d'étude par les sciences humaines. L'intime devient un concept inséparable du regard porté par les chercheurs sur leur époque :

« De ce fait, les mutations de l'intime que nous observons aujourd'hui sont révélatrices de ce maillage entre objet d'étude et corpus [...] Plus tard, dans les années 2000, c'est le regard porté sur cette époque qui fera naître le concept d'intime comme nous le connaissons aujourd'hui. Si l'intime devient un objet d'étude, c'est que son territoire est en mouvement (Lemeilleur, 2017, pp.135-136). Ainsi, l'objet (d'étude) intime est tout autant construit qu'analysé. Mais pour Lemeilleur ce mouvement dépend surtout d'un rapport à L'Autre[9]. Or cette question de L'Autre dans les dispositifs en ligne est complexe. En effet, c'est comme s'il

8. Les mises en guillemets sont de Lemeilleur

9« L'intime dans ses nouvelles formes d'expression indique – et nous l'avons beaucoup souligné – que ce concept évolue dans le rapport qu'il entretient avec l'Autre » (Lemeilleur, 2017, p.137)

était à la fois le prêtre et Dieu : celui qui recueille et celui qui sait. Ce mélange entre enregistrement et vérité, c'est ce que je propose d'appeler « L'Autre Machinique ». Mais où se situe-t-il ?

Où se situe L'Autre machinique ?

Dans de nombreux jeux ayant un modèle économique proche de *Fortnite,* nous produisons des données sur ce que nous faisons, aimons, détestons, évitons, etc. Cette production d'informations sur nous-mêmes est aussi une production d'interactions sociales et émotives. La connaissance ainsi produite est ce qui va permettre aux plateformes de nous offrir l'expérience que nous désirons tout en capitalisant des informations sur nous. Cette masse d'information produite est aussi réutilisée pour nous offrir l'expérience de jeu que nous sommes censés désirer, ou plutôt pour tenter de maintenir ce désir et ce plaisir de jouer. En somme, les joueurs sont rétribués en plaisir de jeu par l'information qu'ils produisent. C'est une boucle parfaite, typique de ce que Lacan a appelé « le discours capitaliste ». Et c'est justement cette boucle parfaite qui en annonce la fin. Autrement dit, c'est parce que ça fonctionne parfaitement que ça prend fin : « Ça marche comme sur des roulettes, ça ne peut pas marcher mieux, mais justement ça marche trop vite, ça se consomme, ça se consomme si bien que ça se consume » (Lacan, 1972). Dans ces dispositifs où enregistrement, production et vérité sont entremêlés, le joueur produit un savoir qui va être le savoir par lequel il va être commandé. Ce savoir produit, c'est au final un savoir sur le désir que la plateforme va offrir. C'est ce qui est spécifique au discours capitaliste où ce qu'il produit coïncide avec la vérité qui sous-tend son commandement. Autrement dit, le désir de plus-value produit de la plus-value qui nourrit encore davantage cet appétit pour elle. Production et désir s'alimentent l'un et l'autre de façon exponentielle : plus le sujet capitaliste mange, plus il a faim.

L'Autre machinique se situe dans ce discours qui peut prétendre ce type de déclaration : « nous savons ce que vous désirez, car ce savoir c'est vous qui l'avez produit ». Initialement ce savoir est chez le joueur, mais il lui est exproprié pour lui être resservi partiellement comme le salaire de l'ouvrier qui n'est qu'une part tronquée de ce qu'il a produit à partir de son savoir-faire ou, pour reprendre les termes de Marx, de sa force de travail. Pour rendre possible cette expropriation de l'intime, cela passe par un codage : l'intime codé.

L'intime codé est ainsi la production et l'enregistrement d'un savoir au plus proche de nous, mais à notre insu ou presque. Il est construit et normalisé pour suivre un but : générer une plus-value. Ce n'est pas à proprement parler des données privées, mais plutôt ce que disent de nous nos relations et nos interactions. C'est un intime qui n'est pas de l'ordre du secret, mais d'un quotidien. Dans les dispositifs tels que *Fortnite*, il y a néanmoins un jeu sur le caché/montré dès lors qu'on peut choisir un avatar, un nom ou un pseudonyme. Dans ce type de jeu, le joueur ne montre pas son visage forcément. Il peut choisir un pseudo et un avatar. Sur les réseaux sociaux, certaines personnes choisissent même de faire cohabiter pseudonyme et nom réel. Le jeu entre voile et dévoilement de l'intime demeure tout de même. Mais l'intime codé met son grain de sel. Il est ce qui de nos actes et de nos relations intimes et quotidiens est transformé et codé en une donnée qu'on peut certes dire privée, mais qui est surtout privatisée et expropriée. Autrement dit, l'intimité codée, c'est la transformation de nos jeux interstitiels de l'intime que nous nouons avec les machines en valeur économique.

Conclusion

Nous avons vu que l'intime évolue vers l'extérieur pour se transformer en des objets : comme l'objet d'un spectacle, comme un objet d'étude et enfin comme des données.

L'intime codé rentre dans le cadre de ce qu'on nomme dans les industries du numérique : la rétention. Son principe est d'utiliser différents leviers comportementaux et les informations recueillies sur les utilisateurs afin que ceux-ci restent le plus longtemps possible dans un jeu ou une plateforme. Si le succès de *Fortnite* « *Battle Royale* » est dénoncé régulièrement pour mettre en œuvre ce genre de mécanismes, il ne faut pas conclure pour autant que c'est la rétention qui fait le succès de ce jeu. En réalité, peu de jeux appliquant des mécanismes de rétention parviennent à leurs fins. Par exemple, dans une étude faite sur les 16 jeux sur smartphones les plus populaires du mois d'avril 2017, nous pouvons constater que la rétention n'est pas très efficace. Un jeu comme « *Clash Royal* »[10], avec pourtant un des meilleurs taux de croissance, n'avait retenu que 5,7 % de ses joueurs après quatorze jours. Si Fortnite « *Battle Royal* » a un tel succès c'est avant tout par le plaisir de jeu qu'il offre. Ses qualités ludiques font que les mécanismes de rétention peuvent être opérants. Ce point est important, car il y a aussi un danger à définir des pratiques par les leviers qui les contrôleraient. S'il est judicieux de dénoncer des mécanismes de contrôle, il est également pernicieux de trop croire en leur pouvoir. En faisant de ces pouvoirs les causes de nos désirs, ne risquerions-nous pas alors de créer une science qui définirait le sujet comme un objet passif ?

Bibliographie

Alloing, C. et Pierre, J. (2017). *Le Web Affectif. Une économie des émotions*. Bry-sur-Marne : INA Éditions.

10 Ce jeu édité par *Softcell* est sorti en mars 2016 sur IOS et Android. Deux joueurs s'affrontent pendant quelques minutes en temps réel. Pour triompher de son adversaire, il faut utiliser la meilleure stratégie possible. Ils disposent de cartes ayant des avantages et des inconvénients divers et variés. Nous pouvons comparer ces cartes à des pièces d'échecs. En mars 2017, l'éditeur avait dénombré cent millions d'utilisateurs actifs (Wikipedia,2019)

Blacker, A. (2017). *How Well Do Top Games Retain Users ?* En ligne : https://blog.apptopia.com/how-well-do-top-games-retain-users

Deleuze, G., & Guattari, F. (1972). *L'anti-Oedipe. Capitalisme et schizophrénie 1*. Paris : Éditions de Minuit

Foessel, M. (2008). *La privatisation de l'intime*. Paris : Seuil

Hodent, C. (2017). *The Gamer's Brain: How Neuroscience and UX Can Impact Video Game Design*. Floride : CRS Press

Lacan, J. (12 mai 1972) Conférence à l'université de Milan. In : Lacan en Italie (1953-1978) (pp. 32-55). Rome : Salamandre

Lemeilleur, S. (2017). *L'expressivité de l'intime sur les dispositifs du web : processus de la subjectivité et machinations contemporaines* (p. 141) (Thèse de doctorat, Université Michel de Montaigne, Bordeaux). En ligne : https://tel.archives-ouvertes.fr/tel-01382491

Maçon, L. (21 mars 2019). Fortnite atteint les 250 millions de joueurs : qui pourra l'arrêter? En ligne : https://www.numerama.com/pop-culture/473562-fortnite-atteint-les-250-millions-de-joueurs-qui-pourra-larreter.html

Montémont, V. (2009). Dans la jungle de l'intime : enquête lexicographique et lexicométrique (1606-2008), *Itinéraires*, 2009-4, 15-38. DOI : 10.4000/itineraires.585

Wiener, N. (2001). *God & Golem inc*. Paris : Édition de l'éclat

Wikipédia (09 août 2019). *Clash Royale*. En ligne : https://fr.wikipedia.org/wiki/Clash_Royale#Ventes (consulté le 18 août 2019)

RÉSUMÉS ET MOTS-CLÉS

Le pédopsychiatre et la toxicité de l'omniprésence des écrans
Marie-Claude Bossière[1]

Résumé : Quelques concepts théoriques du développement de l'enfant sont rappelés afin d'être réexaminés dans un contexte de surexposition des parents et des tout petits aux écrans et technologies numériques. Leurs effets toxiques sous leur forme extrême sont décrits sous le nom de syndrome EPEE. La réticence de certains cliniciens à envisager le rôle toxique de ces technologies est ensuite questionnée en regard de notre savoir constitué par plusieurs générations de théoriciens du psychisme en développement.
Mots-clés : Surexposition aux écrans, développement du jeune enfant, pédopsychiatrie, savoir, technologies numériques, addiction
Summary : Some theoretical concepts are reminded to be actualised in the actual context of parents and young children technological surexposition. Their extreme toxic effects were described under the name of EPEE. Clinician reluctance to consider toxic effects of technological is questioned next to our knowledge, by multigenerational psychic development theorists.
Keywords : overexposure to screens, toddler development, pedopsychiatry, numerical technologies, knowledge, addiction

Mineurs incarcérés
Pédopsychiatrie en milieu pénitentiaire : un contexte spécifique pour une clinique particulière ?

Dr Aurélien VARNOUX, Dr Guillaume MONOD

Résumé

Les soins pédopsychiatriques se déploient en détention avec des moyens insuffisants. La politique pénale des mineurs soutient les réponses éducatives avant tout, mais on dénombre environ huit cents mineurs incarcérés en France. Il ne sera pas dit que le travail éducatif n'est pas possible en détention ni que le travail psychothérapique sous contrainte soit une incohérence ! La pédopsychiatrie en milieu carcéral ne donne pas à voir une clinique singulière, mais permet de recevoir des mineurs difficiles à rencontrer en consultation ambulatoire. Des approches originales doivent être consolidées pour répondre à l'expression comportementale et corporelle de la souffrance psychique de ces mineurs. Enfin, la coordination des interventions est un point de vigilance majeur.

Mots-clés : Troubles limites. Détention. Soins sous contrainte. Délinquance juvénile. Protection Judiciaire de la Jeunesse

Summary: Child psychiatric care is deployed in detention with fragile means. Juvenile criminal policy supports educational responses primarily, but there are approximately 800 juveniles imprisoned in France. It will not be said that educational work is not possible in detention, nor that psychotherapeutic work under duress is an inconsistency! Child psychiatry in prison does not give to see a singular clinic, but allows receiving minors difficult to meet in outpatient consultation. Original approaches must be consolidated to respond to the behavioral and corporal expression of the psychic suffering of these minor children. Finally, the coordination of the interventions is a point of major vigilance.

Keywords : Limit disorders. Detention. Stress care. Juvenile delinquency. Protection Judiciaire de la Jeunesse

Les spécificités de l'accueil et de la prise en charge des mères sans papiers et de leurs bébés à la Maison du Bébé de Saint-Denis

Gabrielle Lesvenan

Résumé : La Maison du Bébé, centre d'accueil thérapeutique à temps partiel du Centre Hospitalier Delafontaine à Saint-Denis, a été créée en 2013 avec comme objectif principal la prévention des troubles psychiques de l'enfant. Depuis sa création, l'équipe de la Maison du Bébé est de plus en plus souvent amenée à accueillir et à accompagner des mères sans papiers avec leurs bébés. Ces femmes portent un cumul de violences et traumatismes : dans le pays d'origine, sur le parcours migratoire mais aussi à leur arrivée en France. Les dyades sont plongées dans des conditions dépersonnalisantes et dans un grand dénuement psychosocial. Cet article aborde la dimension traumatique et mélancolique qui peut teinter cette clinique. Ensuite, il se questionne sur l'impact de cette vulnérabilité psychosociale sur le lien parent-enfant et sur le développement ultérieur de l'enfant. Enfin, ces prises en charge mettent à l'épreuve les capacités de distanciations et les ressentis des soignants. En conclusion, cet article soutient l'importance d'une réflexion politique autour de ces situations.

Mots clés : Pédopsychiatrie périnatale, précarité, immigration, relation mère-enfant

Summary : The House of the Baby (Maison du Bébé), a part-time therapeutic center at the Delafontaine Hospital Center in Saint-Denis, was created in 2013. Its main objective is to prevent infants mental disorders. Since its creation, the team of the House of the Baby is more and

more often brought to welcome and to take care of undocumented mothers with their babies. These women are carrying a combination of violence and trauma : in the native country, on the migratory route but also after their arrival in France. The dyads are immersed in depersonalizing conditions and in a great psychosocial deprivation. This article addresses the traumatic and even melancholic dimension that can taint this clinic. Then, it questions the impact of this psychosocial vulnerability on the parent-child relationship and on the child's subsequent development. Finally, these situations ris to undermine the distancing abilities and feelings of caregivers. In conclusion, this article sustains the importance of a political reflection around these situations.
Keywords : : Perinatal pedopsychiatry, precarity, immigration, mother and child relationship

Au cœur des familles
Sarah Halimi, Hélène Droulin

Résumé : La réponse à la question de la place des familles dans la prise en charge d'enfants avec autisme semble actuellement établie, à savoir que les parents sont des partenaires indispensables du soin, tant sur la question évidente du projet de soin et d'orientation, que sur la connaissance de leur enfant et la façon dont il est nécessaire de l'appréhender. Néanmoins, dans les faits, il est parfois difficile de créer une manière adéquate, confortable pour les soignants et les parents d'intégrer ces derniers aux soins de leur enfant. Nous présentons dans cet article la façon dont les équipes de notre hôpital de jour travaillent au quotidien avec les familles ; nous partageons une partie de notre cheminement et exposons différentes modalités d'accueil des familles.

Mots clés : Trouble du spectre autistique, hôpital de jour, parents, psychothérapie familiale, thérapie de groupe
Summary: It is now a commonly shared idea that parents have to be considered as key stakeholders in an autistic child's care: they are very concerned by their child's care evolution and project, they have a good inside knowledge of their child and they can tell from experience how to behave with him. Therefore, the remaining question is not whether the parents should be involved in the caregiver's team or not but how could we have them on board in an efficient and satisfactory way. Here is the difficult part. This article aims to present several practices caregivers at our hospital have put in place in our day-care activity involving parents. We would like to share the different steps we have gone through so far and to describe possibilities we have identified in order to welcome families.
Key words: autism spectrum disorder, day hospital, parents, family therapy, group therapy

Innover, ou revisiter la pédopsychiatrie ?
Noël Pommepuy

Résumé : La pédopsychiatrie fait face à une mutation et un accroissement de la demande qui mettent à mal ses outils traditionnels de soins. Le malaise est profond au sein de ses équipes et si nous n'y prenons pas garde, les solutions naturelles risquent de nous désespérer encore plus en diluant notre action dans le réseau, ou en organisant le tri des patients. Cet article propose une troisième voie qui consiste à revisiter les expériences initiales de la pédopsychiatrie et à penser des dispositifs de soins inclusifs alliant nos partenaires naturels dans des espaces de travail conjoints. Nous développerons ainsi nos expérimentations autour de la prise en charge des troubles du comportement alimentaire de l'adolescent, des troubles du comportement

de l'enfant en milieu scolaire et des troubles du comportement des enfants autistes avec déficit intellectuel. Ces expériences sont des défis intrinsèques dans leur philosophie et dans leur fonctionnement mais sont également de véritables écueils administratifs que nous aborderons également.
Mots clés: pédopsychiatrie, innovation, pédiatrie, thérapie familiale, troubles du comportement alimentaire, thérapie multifamiliale, troubles du comportement, école, autisme
Summary : Request changed in number and form for the last ten years, challenging traditional approach of child and adolescent psychiatry. Our teams feel uncomfortable and could attempt dangerous issue for this problem: dilute our action into network activation, or select the clients. This paper proposes a third way, consisting in visiting again past experiences of child and adolescent psychiatry to create care center committing our partners into collaborative work. We will develop here our experiment in the management of adolescent eating disorders, child conduct disorders in school, and challenging behavior of low functioning autism. Creating such care systems is an inherent issue in terms of paradigm and organization, but it is also a hard task for administrators and managers because of legal barriers.
Key words : child and adolescent psychiatry, innovation, paediatrics, family therapy, eating disorders, multi-family therapy; conduct disorders; school, autism

La transition de l'adolescence à l'âge adulte, maillon faible des parcours de soin en psychiatrie ?

Dr Jean-Pierre BENOIT, Dr Évelyne LECHNER

Résumé : La psychiatrie des adolescents comporte des spécificités cliniques et de prise en charge qui peuvent poser problème aussi bien aux secteurs de pédopsychiatrie qu'aux

secteurs adultes. On note une grande hétérogénéité des pratiques quant aux transitions entre secteurs de pédopsychiatrie et secteurs adultes selon les territoires, de sorte qu'il s'agit bien souvent là du point faible de la politique de secteur.
C'est pourquoi l'Établissement Public de Santé de Ville-Evrard en Seine-Saint-Denis a inscrit cette question clé comme un axe prioritaire de son Projet Médical d'Établissement. Au terme d'un travail de réflexion incluant de nombreux partenaires, il a adopté une Charte du Continuum qui réaffirme les valeurs du secteur et définit des règles de bonnes pratiques applicables à tous. Cette démarche a été validée au niveau départemental et devrait déboucher sur la mise en place d'une Équipe Ressource du Continuum qui puisse entre autres, constituer un interlocuteur reconnu face aux tutelles.
Mots-clés : Psychiatrie de l'adolescent, transition entre la pédopsychiatrie et la psychiatrie adulte, travail de secteur, règles de bonnes pratiques, travail de réseau
Summary: Teen psychiatry includes clinical and care specificities which can be problematic as well for child psychiatry sectors as for adult psychiatry sectors. There is a great heterogeneity of practices regarding transitions between child psychiatry sectors and adult psychiatry sectors according to the territories; this is often the weakness of the sector policy.
It's the reason why Ville-Evrard Public Health Institution in Seine-Saint-Denis has inscribed this key question as a priority of its Medical Project of Establishment. At the end of a reflecting work involving many partners, it adopted a Continuum Charter which reaffirms the sectors' values and defines applicable to all rules of good practices. This approach has been validated at the departmental level and should lead up the establishment of a Continuum Resource Team which can, among other things, be a recognized interlocutor with the regard to administrative supervision.

Keywords: Teenpsychiatry, transition between childpsychiatry and adultpsychiatry, sectorword, good practice rules, netword

Femmes enceintes, mères et bébés sans papiers. Une clinique à l'épreuve de l'errance et de l'invisibilité
Christine Davoudian

Résumé : Dans nos lieux de soins, nous rencontrons de plus en plus fréquemment des femmes enceintes, des mères et bébés, des familles issues de parcours migratoires chaotiques, confrontés à une situation d'extrême précarité et souvent d'errance. L'avenir est peu lisible du fait de leur situation administrative « sans tire de séjour », qui les laisse dans « un hors champ » social. On peut parler de nouvelles figures de la migration marquées par des ruptures violentes à l'origine des départs mais aussi par des violences sur les routes de l'exil. Cette clinique à haut potentiel traumatique rencontre aussi la brutalité du non accueil des politiques migratoires actuelles : violences cumulatives. Nous pouvons légitimement questionner les effets sur la vie psychique de ces situations, en particulier à ce moment de passage de la maternité et de la construction des premiers liens avec le bébé ; mise à l'épreuve aussi des professionnels qui auront à inventer des dispositifs d'accueil et de soins à la hauteur des enjeux et revoir les paradigmes habituels de travail avec les migrants - sans omettre de questionner leurs représentations prises dans la subjectivité d'une époque qui rabat le migrant du côté de l'intrus, de l'indésirable. L'accueil inconditionnel dans nos Institutions du service public pourrait alors permettre une première inscription et réaffiliation à la communauté humaine.
Mots clés : Exil, migration, maternité, grossesse, post partum, lien mères bébés, exclusion, errance, précarité, politiques migratoires

Summary: In our care facilities, we increasingly meet pregnant women, mothers and babies, families from chaotic migratory routes, confronted with a situation of extreme precariousness and often wandering. The future is not very clear because of their administrative situation without a residence permit", which leaves them in a social out of scope". We can speak of new migration figures marked by violent ruptures at the origin of departures but also by violence on the roads of exile. This clinic with a high traumatic potential also faces the brutality of the non-reception of current migration policies: cumulative violence. We can legitimately question the effects on psychological life of these situations, especially at this time of the passage of motherhood and the construction of the first links with the baby; we can also test professionals who will have to invent reception and care systems that are equal to the challenges and review the usual work paradigms with migrants - without forgetting to question their representations taken from the subjectivity of a time that brings the migrant back to the side of the intruder, the unwanted. The unconditional welcomc in our Public Service Institutions could then allow a first registration and reaffiliation to the human community.
Key words : Exile, migration, maternity, pregnancy, postpartum, mother-baby relationship, exclusion, wandering, precariousness, migration policies

Et pourquoi un pédopsychiatre seul, ça n'existerait pas ?

Anaïs Fadugba et David Frayssé

Résumé : La première partie de l'article décrit l'approche originale de La Métis - Rencontres 93, structure née de la rencontre entre l'éducation populaire et la psychanalyse. Elle prend en charge, en milieu ouvert, des mineurs. Chacun fait l'objet d'une prise en charge personnalisée par une série

d'acteurs : famille d'accueil, psychologues, éducateurs, et, ce qui est original, « accordeurs ». Les soins psychiatriques, quand ils sont nécessaires, sont prodigués en-dehors de la structure, ce qui sanctuarise le lien thérapeutique. La structure continue de jouer son rôle d'accompagnement du jeune lors des hospitalisations. La seconde partie présente un outil original mis en place par les psychologues de La Métis - Rencontres 93. La structure qui accueille les mineurs se voit transmettre leur dossier, dont l'expérience prouve qu'il est très incomplet, voire erroné. Les résultats de cette collection de données provenant de diverses sources, sociales, psychologiques, médicales, judiciaires, etc. en termes d'évitement de doublons dans la prise en charge et de prévention / traitement d'épisodes massifs sont positifs. Ils montrent l'importance d'un dialogue entre professionnels appartenant à des champs et des institutions différents, fournissant une nouvelle preuve « qu'un pédopsychiatre seul, ça n'existe pas. »
Mots clefs : Protection de l'enfance, pédopsychiatrie, adolescence, incasables
Summary : The first part of the article describes the original approach of La Métis - Rencontres 93, an organisation born from the meeting of popular éducation and psychoanalysis. It takes charge of minors. Each subject is taken care of individually by a series of actors with very different roles : foster parents, psychologists, educators, and, most original, "tuners". Their role to organize the minor's schedule, to mediate between the minor and institutions, to make access to the minor's extended family feasible, etc. Psychiatric care, when needed, is provided outside of the organisation, therefore sanctuarising the therapeutic relationship, while the organisation escorts the minors during their hospitalisation. The second part of the article presents an original tool developed by the psychologists at La Métis - Rencontres 93. The minors entrusted to the organisation come with a file, which

contains the history of their previous placements, part of their medical history and judicial record, etc. Experience shows that these files omit or distort a lot of facts that can be gleaned from the records of juvenile courts. The positive results, in terms of the suppression of duplicate efforts and prevention / management of massive episodes, of this collection from different sources points to the necessity of a dialogue between these sources, i.e. cooperation between professionals from different fields in different institutions, another proof that "a pedopsychiatrist alone doesn't exist."
Keywords : Child protection, child psychiatry, adolescence, incasable

L'approche transculturelle dans les mesures judiciaires d'investigation.
Parler des choses d'ici de même que des choses de là-bas, en quête de sens pour son existence
Marie-Noëlle Merschardt

Résumé : Lorsque des contextes familiaux et/ou environnementaux compromettent la sécurité psychique et physique des enfants, le juge des enfants peut ordonner une Mesure Judiciaire d'Investigation Éducative (MJIE) afin d'évaluer le danger encouru par l'enfant. Cet article porte sur le contexte des MJIE pour des enfants dont les parents viennent d'ailleurs.

Après la présentation de la MJIE, les limites institutionnelles rencontrées, nous questionnons l'évaluation du danger dans ces situations, dans leur spécificité. L'objectif est d'ajuster notre pratique et de proposer des outils permettant de tenir compte de la dimension culturelle dans la rencontre, l'évaluation et l'analyse de la situation du danger des enfants de migrants.
Mots-clés : Mesures éducatives, enfant en danger, migration, parentalité, vulnérabilité, transculturel

Summary: When family and/or environmental contexts threaten children's psychological and physical safety, the juvenile court judge can ask for an Educational Investigation Judiciary Measure (EIJM) in order to evaluate the danger the child is exposed to. This article is about these educational investigation judiciary measures for children whose parents come from somewhere else. After talking about the EIJM organisation, we are going to talk about the limits that we can come across in our work and put forward the tools and the danger assessment in these situations, in their particularities. In order to adjust our practice, this work suggests a particular process inspired by the transcultural approach that allows us to include the cultural dimension in the meeting as well as the assessment and analysis of the dangers of the children of migrants.
Keywords: Educational Measure, child in danger, migration, parenthood, vulnerability, transcultural

Fortnite « Battle Royale » **: intime codé et Autre Machinique**
Jean Christophe Dardart

Résumé : Le but de cet article est de réfléchir à la notion d'intime à partir de l'exemple du mode « *Battle Royale* », qui est un sous-jeu (avec des buts et des règles différents) dans le jeu vidéo *Fortnite.* Dans un premier temps il engage le corps par le plaisir qu'il procure, mais aussi par les danses qu'exécute son avatar. Mais au-delà de ce rapport de corps à corps, un intime codé vient s'y greffer. Il est une transformation de l'intime classique, celui du secret. En réalité, cette version codée vient en bout de chaîne d'une histoire où il s'extériorise pour devenir un objet. S'il n'est pas sans un rapport à l'Autre, nous verrons alors que l'intime codé en appelle à un Autre Machinique.
Mots clés : Autre, capitalisme, jeu vidéo, individuel collectif, relation d'objet

Summary : This article is a reflexion on the concept of intimacy from the example of Fortnite's mode (same game with different rules) : « Battle Royale ». At first, he engages the body with the pleasure he provides and with the dances performed by his game's avatar. But another intimacy's version will add to the classic one: coded intimacy. It's a transformation of the first one: where we keep secrets. In fact, the coded one is the last step of an externalisation's history. It's always related to the Big Other. So, an coded intimacy calls for an Machine Big Other
Keywords : object relation, Big Other, video game, capitalism, collective individual

Structures éditoriales du groupe L'Harmattan

L'Harmattan Italie
Via degli Artisti, 15
10124 Torino
harmattan.italia@gmail.com

L'Harmattan Hongrie
Kossuth l. u. 14-16.
1053 Budapest
harmattan@harmattan.hu

L'Harmattan Sénégal
10 VDN en face Mermoz
BP 45034 Dakar-Fann
senharmattan@gmail.com

L'Harmattan Cameroun
TSINGA/FECAFOOT
BP 11486 Yaoundé
inkoukam@gmail.com

L'Harmattan Burkina Faso
Achille Somé – tengnule@hotmail.fr

L'Harmattan Guinée
Almamya, rue KA 028 OKB Agency
BP 3470 Conakry
harmattanguinee@yahoo.fr

L'Harmattan RDC
185, avenue Nyangwe
Commune de Lingwala – Kinshasa
matangilamusadila@yahoo.fr

L'Harmattan Congo
67, boulevard Denis-Sassou-N'Guesso
BP 2874 Brazzaville
harmattan.congo@yahoo.fr

L'Harmattan Mali
Sirakoro-Meguetana V31
Bamako
syllaka@yahoo.fr

L'Harmattan Togo
Djidjole – Lomé
Maison Amela
face EPP BATOME
ddamela@aol.com

L'Harmattan Côte d'Ivoire
Résidence Karl – Cité des Arts
Abidjan-Cocody
03 BP 1588 Abidjan
espace_harmattan.ci@hotmail.fr

L'Harmattan Algérie
22, rue Moulay-Mohamed
31000 Oran
info2@harmattan-algerie.com

L'Harmattan Maroc
5, rue Ferrane-Kouicha, Talaâ-Elkbira
Chrableyine, Fès-Médine
30000 Fès
harmattan.maroc@gmail.com

Nos librairies en France

Librairie internationale
16, rue des Écoles – 75005 Paris
librairie.internationale@harmattan.fr
01 40 46 79 11
www.librairieharmattan.com

Librairie l'Espace Harmattan
21 bis, rue des Écoles – 75005 Paris
librairie.espace@harmattan.fr
01 43 29 49 42

Lib. sciences humaines & histoire
21, rue des Écoles – 75005 Paris
librairie.sh@harmattan.fr
01 46 34 13 71
www.librairieharmattansh.com

Lib. Méditerranée & Moyen-Orient
7, rue des Carmes – 75005 Paris
librairie.mediterranee@harmattan.fr
01 43 29 71 15

Librairie Le Lucernaire
53, rue Notre-Dame-des-Champs – 75006 Paris
librairie@lucernaire.fr
01 42 22 67 13

www.ingramcontent.com/pod-product-compliance
Lightning Source LLC
LaVergne TN
LVHW010929051026
849532LV00003B/909